DE

L'ECTOPIE RÉNALE

PAR

Léon-Ladislas CALLAIS

De Varsovie

DOCTEUR EN MÉDECINE DE LA FACULTÉ DE PARIS

PARIS

ALPHONSE DERENNE

52, Boulevard Saint-Michel, 52

1883

DE

L'ECTOPIE RÉNALE

PAR

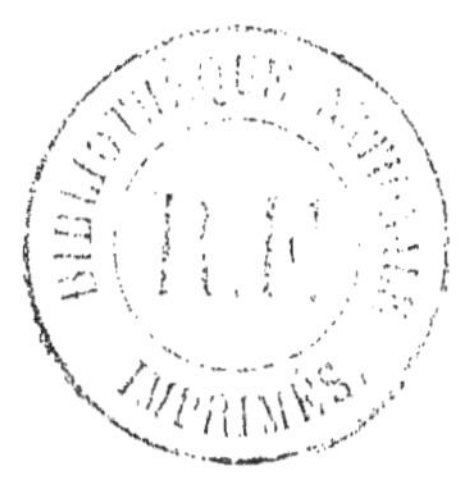

Léon-Ladislas CALLAIS

De Varsovie

DOCTEUR EN MÉDECINE DE LA FACULTÉ DE PARIS

PARIS

ALPHONSE DERENNE

52, Boulevard Saint-Michel, 52

1883

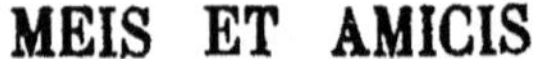

MEIS ET AMICIS

DE L'ECTOPIE RÉNALE

INTRODUCTION

En choisissant pour sujet de notre thèse, la description du
rein flottant, nous n'avons pas l'intention de parler d'une
rareté pathologique. Depuis vingt-cinq ans, on ne cesse de
dire que c'est là une simple curiosité, nous espérons pouvoir démontrer au contraire que c'est là une affection,
sinon commune, du moins fréquente, et les nombreuses
observations que nous avons parcourues, dont nous donnons
les plus intéressantes, nous permettent de présenter un
travail d'ensemble, un résumé de toutes les connaissances
actuelles sur ce sujet.

Cette année, à trois reprises différentes, nous avons eu
l'occasion d'examiner des reins déplacés dans le service de
M. Rendu à l'hôpital Tenon. Notre maître nous a dit en
outre, avoir déjà, dans le cours de sa carrière médicale,
reconnu plusieurs cas nouveaux d'ectopie rénale. Cette
accumulation des faits observés à quelques jours de dis-
tance, nous a donné l'idée de faire du rein flottant le sujet
de notre dissertation inaugurale.

Ce n'est pas, que l'ectopie rénale n'ait inspiré de bons
travaux, car depuis le mémoire important de Fritz, interne

des hôpitaux, il ne se passe pas d'année qui ne voit naître, de ci, de là, quelque observation, quelque production nouvelle sur la question. Au début même de 1883, M. Fournier, dans la revue médicale française et étrangère, il y a quelques mois à peine M. Buret, dans une thèse inspirée par M. le Dʳ Duguet, ont encore traité de l'ectopie rénale, mais à un autre point de vue que le nôtre. La thèse de M. Rigal, intitulée : (des déplacements accidentels du rein) et publiée en 1881, répond seule à notre manière de voir.

Réunissant tous les documents épars, nous présentons ce résumé, heureux si nous réunissons à vulgariser l'histoire d'une affection, dont les auteurs classiques ne disent rien.

Notre but est d'appeler particulièrement l'attention sur la pathogénie, sur les symptômes, sur le traitement ; car c'est par la connaissance d'une symptomatologie bien précise, d'une pathogénie bien comprise, que l'on arrive à éviter les nombreuses erreurs de diagnostic, signalées par M. Buret, et surtout ces opérations risquées dont nous publion plus loin quelques exemples.

Que M. le professeur Potain reçoive l'expression de notre gratitude pour l'honneur qu'il nous a fait de vouloir bien présider à la soutenance de notre thèse.

Qu'il nous soit permis ici de remercier publiquement notre savant maître, M. le Dʳ Rendu, qui a bien voulu nous apporter l'aide de ses précieux conseils et de lui témoigner notre respectueuse reconnaissance.

Nous remercions également M. Thibierge, interne des hôpitaux, et nos amis, MM. Édouard Dupuis, Mallet, Turbert, pour les notes dont il nous ont fait part.

HISTORIQUE

Dans l'antiquité, des hommes éminents avaient déjà signalé la possibilité de l'ectopie rénale, mais cette notion était restée entre les mains des anatomistes, et la clinique n'en avait point profité. Il faut arriver jusqu'à Mesue (1) de Venise pour voir le rein flottant signalé dans un livre classique ; mais l'auteur n'en dit que quelques mots, il s'arrête au beau milieu de l'étiologie en nous faisant connaître deux origines de l'ectopie rénale : le traumatisme et une cause interne dont il ne spécifie pas d'ailleurs la nature. De Mesue à Riolan qui écrivait en 1672, la question qui nous occupe ne fait point un pas de plus ; à cette époque la médecine était trop imbue des errements du passé pour s'affranchir de la routine et creuser le fond des choses. Riolan a donc l'incontestable mérite de mettre le premier l'ectopie rénale nettement en relief. L'étiologie est traitée avec plus de largeur dans les idées, et si Riolan prend pour la règle ce qui n'est que l'exception, ainsi que le dit fort bien M. Buret, il n'en a pas moins rendu à la science un grand service en élargissant le cadre des connaissances d'alors.

Deux siècles s'écoulent et la question reste toujours aussi incomplète ; les élèves, les successeurs de Riolan répètent ce que le maître a signalé et décrit, mais pas une vue ori-

1. Chercher les indications bibliographiques à la fin de ce travail,

ginale, pas un travail important : il faut arriver au dix-
neuvième siècle pour voir Rayer donner une description
fondée sur la clinique. Le diagnostic reste encore à peine
esquissé mais les nombreuses observations publiées donnent à son mémoire une importance capitale.

Dès lors la question marche à grands pas dans la voie
du progrès, Wiliam Roberts, Willis, Hare, en Angleterre
donnent des idées neuves et intéressantes.

En Allemagne, Aberlé, Braun, Oppolzer, Hénoch, Ro-
lett, Ebstein, élargissent de plus en plus le cadre de la
question, marquant lourdement ses détails au coin du gé-
nie teuton.

Dans celte lutte intellectuelle, la France tient le premier
rang. Depuis la publication du magnifique travail de Fritz,
interne des hôpitaux, la symptomatologie est définitivement connue, depuis Becquet la pathogénie s'est enrichie
d'une théorie neuve et séduisante. De nos jours, M. Guéneau de Mussy, Trousseau dans ses admirables cliniques,
Lancereaux dans le *Dictionnaire encyclopédique*, Labadie-
Lagrave dans le *Dictionnaire de médecine et de chirurgie
pratiques* ont ouvert devant nous de nouveaux horizons.
Enfin toute la phalange des thèses de Paris MM. Martineau, Defontaine, Grout, Le Ray, Pitois, Rigal viennent
brillamment apporter leur concours et compléter des connaissances de détail.

Deux ans encore et nous voici au terme de notre notice
historique. M. Fournier d'une part, M. Buret de l'autre,
traitent, en l'amplifiant, la question du diagnostic, ce dernier surtout d'une manière complète mais diffuse, nous
regrettons d'être forcé de le dire.

L'ectopie rénale est donc une question sortie, créée de toutes pièces des mains de l'école française, de la faculté de Paris. Si nous allons chercher quelques notes outre-Rhin, ou au-delà la Manche ce n'est pas que la littérature de notre pays ne puisse nous les fournir assez abondantes, c'est seulement pour présenter un travail complet, une synthèse des connaissances actuelles.

CHAPITRE I

Sous le nom de rein flottant, nous désignons un état pathologique accidentel du rein, en vertu duquel cet organe est mobile dans la cavité abdominale.

Cette définition circonscrit, délimite nettement, le sujet que nous voulons traiter. En effet l'épithète d'état pathologique accidentel, nous permet de laisser dans l'ombre, les déplacements congénitaux. Le premier cas constitue seul une maladie, le second ne donne lieu qu'à une difformité plus ou moins apparente, que le rein se soit développé d'ailleurs dans sa position normale, ou en dehors de la loge cellulo-fibreuse qu'il occupe habituellement.

Nous disons aussi que le rein est mobile, c'est qu'en effet nous faisons une distinction entre le terme de rein flottant, et celui d'ectopie rénale. Le rein est mobile au début (sauf dans les cas de déplacement congénital, car il se fixe alors durant la vie intra-utérine). La main, qui cherche son déplacement, le retrouve dans toutes les positions, dans les parties de l'abdomen dans lesquelles, son volume peut lui donner accès, puis un jour, à la suite d'un coup, d'une marche, d'une fatigue un peu forte, la malade, car c'est d'une femme qu'il s'agit le plus ordinairement, est soudain prise de vomissements, de douleurs

abdominales, une péritonite circonscrite se déclare, le rein
se fixe par des liens nouveaux, le terme de rein flottant
devient impropre, celui d'ectopie rénale s'impose. Cette
dernière désignation est donc plus générale que la précédente.

Les anatomistes ont trop minutieusement décrit les rapports normaux du rein pour que nous voulions les refaire
à nouveau. Rappelons seulement que cet organe se trouve
maintenu en place par la capsule adipeuse de Haller, for-
mée elle-même de deux éléments distincts : la graisse et
le tissu fibreux.

La graisse se présente sous la forme de petits pelotons
jaunes, infiltrant les mailles du tissu conjonctif. L'élément
adipeux quelquefois développé outre mesure, est chez d'autres individus, à peine marqué, en tous cas, il manque à peu
près complètement chez les jeunes enfants. Ce fait anatomique a permis à M. le docteur Lancereaux, de réfuter
certaines idées étiologiques ainsi que nous le verrons plus
loin.

A notre point de vue, l'élément fibreux est plus important à connaître. Il se trouve constitué par deux feuillets,
qui, passant l'un avant, l'autre en arrière du rein, se réu-
nissent au-dessus de lui, pour le séparer de la capsule su-
rénale. Le feuillet antérieur double le péritoine auquel il
adhère par un tissu cellulaire très fin, absolument dépourvu
de graisse ; le feuillet postérieur se confond avec le précédent, après avoir contracté les rapports les plus intimes
avec les vaisseaux artériels et veineux. Supérieurement,
les deux feuillets, également réunis, s'amincissent de plus
en plus et se prolongent jusqu'au détroit supérieur formant

ainsi au rein, une loge plus étendue que ne le comporte le volume de l'organe.

D'autre part, les deux feuillets résultant du dédoublement du péritoine ne recouvrent pas le rein à la partie interne et antéro-inférieure ; il peut donc se déplacer en bas, en avant, en dedans, jamais en haut et en dehors.

La résistance des vaisseaux vient s'ajouter encore à la disposition particulière de la séreuse. Nous terminerons ce court résumé anatomique, en disant que normalement le rein droit descend plus bas que le gauche ; ce phénomène a été expliqué par la pression excercée par le foie, mais au demeurant, la véritable cause reste encore à trouver.

Ces quelques connaissances nous permettent d'aborder plus facilement l'étude de la partie la plus importante de notre travail, je veux parler de la pathogénie. Ajoutons, pour être complet, que la prédisposition anatomique du rein à la mobilité, est le premier élément étiologique de l'ectopie rénale. Dans l'atmosphère environnant le rein, nous avons trouvé deux éléments distincts ; l'un, la graisse appareil de protection, servant en quelque sorte de coussinet, l'autre le tissu fibreux, appareil de contention, de suspension.

La graisse pourtant ne remplit-elle que ce premier rôle ? La résorption du tissu adipeux n'est-elle pas une cause prédisposante de l'ectopie rénale ? Nous ne le pensons pas, et telle est l'opinion de M. Lancereaux (1), qui à cette question, fait la réponse suivante : « L'élément adipeux fait défaut dans les premières années de la vie, et

---

1. Lancereaux. — Art. Rein in. Dict. encyclopédique. P. 173.

comme alors on ne voit pas se produire le rein mobile, il en résulte qu'il ne sert pas à la fixation de cet organe. » A côté de cette affirmation, si nette, on trouve l'idée contraire émise par des hommes de mérite. Jadis Riolam (1) faisait de la résorption du tissu adipeux, l'une des causes principales de l'ectopie rénale. Il y a quelque trente ans à peine Oppolzer (2) écrivait que dans toutes les autopsies de reins flottants qu'il avait pu pratiquer, il avait toujours rencontré une diminution considérable du tissu adipeux formant l'atmosphère graisseuse du rein.

Nous n'avons ni fait, ni vu faire d'autopsie d'ectopie rénale. Cependant nous nous permettrons de combattre cette opinion, de la déclarer spécieuse, car dans toutes les observations, que nous avons parcourues, nous trouvons signalé un degré plus ou moins prononcé d'amaigrissement, de cachexie ; il n'est donc pas étonnant que sous l'influence du rein flottant, l'atmosphère graisseuse disparaisse en partie, comme d'ailleurs la graisse des autres régions du corps et il nous semble que l'on a pris pour la cause ce qui n'est que l'effet. En un mot, l'ectopie rénale n'est pas produite par la disparition de la graisse environnant le rein, mais elle la produit, quand le rein flottant se développe dans un terrain particulier. Car c'est dans ce cas seulement que l'affection qui nous occupe, produit les divers désordres signalés par les auteurs. Ainsi donc, cette première cause d'ectopie rénale n'en est pas une.

L'influence du traumatisme est au contraire très réelle,

1. Riolan. — Manuel anat. et patho. Lyon 1672 Livre II P. 228.
2. Oppolzer. — Wien. méd. Mochunschiff. 1856.

et l'on peut s'étonner, à bon droit, de la voir traitée si légèrement dans la thèse de M. Buret (1).

L'antiquité relative, représentée par Riolan, n'avait
pas si grand tort, de faire des accidents une cause fréquente, du rein mobile, je dirai même, chez l'homme la
cause la plus habituelle.

Pour ne signaler que les modernes, nous voyons les observations de Lancereaux (coup dans l'hypocondre droit),
de Ferber (chute sur le dos), de Hunoch (chute de cheval)
donner au traumatisme une importance capitale. Nous
donnons deux observations inédites, communiquées par
notre maître, M. le professeur Rendu. La première (Observation I) a trait à un ingénieur qui porte un rein flottant
depuis un accident de voiture. La seconde (Observation V)
infiniment plus intéressante, est l'histoire d'une petite fille
de 9 ans qui, butant du pied contre une racine, tomba
assez malheureusement pour se faire une violente contu-
sion des lombes, avec issue du rein en dehors de sa capsule cellulo-fibreuse. Dans une observation personnelle
(Observation XVIII) recueillie, il y a quelques jours à
peine, nous rapportons le fait d'une femme, dont le rein
flottant a été produit par une chute dans un escalier.

Ces cas nouveaux ajoutés aux anciens, ne permettent
pas de douter que les coups. les chocs, les chutes, ne puis-
sent produire le rein mobile.

Il faut pourtant que l'effort du traumatisme soit dirigé
dans un sens que l'anatomie nous a appris à connaître ; il
faut qu'il s'exerce de haut en bas, de dehors en dedans,

1. Buret. — Thèse de Paris 1883. Diagnostic de l'ectopie rénale.
loco citate.

qu'importe d'ailleurs, qu'il soit porté sur le flanc, sur la région lombaire, sur l'hypocondre. Dans tous ces cas le rein comprimé entre le plan de résistance d'une part et le corps vulnérant de l'autre, quitte sa loge habituelle, comme le noyau de cerise s'échappe des doigts qui l'étreignent et le pressent.

A côté de ces différents exemples où le traumatisme agit d'une manière brusque, brutale, en quelque sorte instantanée, il en est d'autres où la pression ne s'exerce que lentement, progressivement et pourtant d'une façon assez prolongée, pour atteindre le même but que dans le cas précédent. Parmi les agents de ce mode de production des reins flottants, le corset (Cruveilhier) a été incriminé à juste raison et joue peut-être le rôle principal. Becquet (1) lui-même déclare ne pas nier l'importance de cette idée pathogénique. D'ailleurs, il n'est pas de médecin, ayant pratiqué un certain nombre d'autopsies, qui n'ait trouvé, sous l'influence d'une cuirasse trop serrée, le foie abaissé et même parfois une rainure profonde que l'on dirait produite sur cette organe, avec un instrument tranchant. Si ce vêtement incommode, si souvent funeste chez les jeunes filles, peut à la longue laisser son empreinte sur le tissu dur et résistant du foie, à plus forte raison peut-il déterminer la production du rein flottant, surtout quand il descend un peu bas, quand il comprime la taille outre mesure, quand enfin il refoule vers le bassin les organes abdominaux.

C'est là un traumatisme qui ne diffère du précédent que parce qu'il est volontaire et comme tel, il peut aussi pro-

1. *Archives générales de médecine*. Janvier 1865.

duire ces cas d'ectopie rénale que l'on pourrait avec
Becquet (1), nommer luxation traumatique du rein, par
« opposition aux déplacements de beaucoup les plus fré-
« quents qui sont la conséquence d'un travail organique
« préalable et qui mériteraient avec raison le nom de luxa-
« tions spontanées, car ils suivent assez exactement dans
« leur développement le processus des luxations spontanées
« des articulations. »

Il nous semble pourtant que le nom de luxation spontanée n'est point juste, car pour les articulations elles-
mêmes, il n'est point, à vrai dire, de luxations spontanées
et, ce terme, bon il y a quelques années encore, ne peut
plus convenir aujourd'hui, alors que l'histologie a fait voir
des lésions là où l'on croyait autrefois à un état normal,
à une santé parfaite des os, des téguments intéressés. Nous
aimons mieux, à ces luxations du rein que nous nommons
traumatiques, à l'exemple de Becquet, opposer les cas suivants sous le nom de luxations pathologiques ; en faisant
observer toutefois, que ces dernières sont tantôt produites
par un état maladif du rein lui-même et tantôt par des modifications importantes des organes voisins.

Et pourtant, il y a une cause de rein flottant qui peut
servir de transition entre ces deux ordres d'ectopie ; je veux
parler des grossesses répétées. Il y a là, en effet, un double élément que nous allons analyser. La grossesse est un
acte physiologique qui s'accompagne d'une distension parfois assez considérable pour ne pas disparaître après l'accouchement, véritable traumatisme. Si donc, les muscles

1. *Loco citato.*

abdominaux ne reprennent pas tout leur ressort (et c'est
alors seulement que se produit le rein mobile), si la cavité
abdominale augmentée passagèrement de volume, ne revient pas à ses dimensions premières, le rein par suite
même de la faiblesse de ses attaches, glisse plus facilement
que tout autre organe, il oscille d'abord dans sa loge, plus
tard le déplacement devient plus manifeste et le nombre
des grossesses aidant, il sort de la capsule adipeuse de
Haller. Il est évident d'autre part, que pendant la grossesse, le rein augmente de volume ; cette congestion d'a-
bord physiologique, peut, grâce à une cause occasionnelle
devenir morbide et engendrer l'albuminurie si fréquente
chez la femme enceinte. On voit donc que la grossesse
peut agir à la fois et traumatiquement par distension et pa-
thologiquement par congestion.

L'influence des grossesses dans la production du rein
flottant a été, à notre sens, assez mise en lumière, par
M. Peter (1) et par Rigal (2) dans sa thèse inaugurale.
Dans un grand nombre des récits que nous avons lus et
analysés, nous voyons les accidents dater du dernier accouchement. Nous reproduisons nous-même l'observation I
inédite d'une femme, dont le rein flottant venait à la hui-
tième grossesse. Nous avons eu beau chercher dans tous
les sens, nous n'avons pas trouvé d'autre cause que la
multiparité dans un temps relativement restreint, pour expliquer chez elle l'existence de cette affection. Nous ferons remarquer que la femme dont il s'agit, n'éprouvait
point de crises douloureuses dans l'abdomen, au moment

1. *Leçons de Clinique médicale*, tome II, p. 599, 1879.
2. Thèse de Paris, 1881.

du flux menstruel et que son histoire ne rentre pas dans les cas signalés par Becquet.

Cet exemple est assez probant pour nous faire admettre l'influence de la multiplicité des grossesses dans la production du rein flottant, par diminution de la pression contentive des parois abdominales. Pour être juste, il faut dire cependant, que cette cause du mal devient parfois une cause de guérison, témoin ce cas, de Harre (VI) dans lequel on voit l'utérus deux fois gravide à peu d'intervalles refouler le rein de bas en haut, de dedans en dehors, jouer le rôle d'une véritable pelote élastique et finalement faire disparaître tout signe, toute trace d'ectopie rénale.

En tête des luxations méritant le nom de pathologiques, viennent se placer les modifications du rein. L'augmentation du volume et du poids de cet organe est pour le déplacement une condition efficace, on n'en saurait douter, mais une cause plus efficace encore, ce sont les états maladifs, dont l'expression anatomique est essentiellement variable, car au calcul enclavé dans le bassinet, à l'hydronéphrose, aux néphrites, viennent s'ajouter les tumeurs de toute nature, ayant élu domicile dans le rein. Enfin la congestion simple, intermittente et souvent répétée, est peut-être encore la cause la plus fréquente d'ectopie, que cette congestion se montre avec les règles comme nous le verrons plus loin, qu'elle soit au contraire le résultat ou plutôt l'accompagnement obligé d'une altération organique.

Il y a quelque deux cents ans, en 1672, Riolan avait pressenti l'influence de cette donnée pathogénique, mais il a eu le tort de l'esquisser à peine comme il ressort des paroles suivantes ; la cause du déplacement est : « qu'ils sont

devenus trop grands, et lourds, soit par une tumeur qui y
soit engendrée, soit par une pierre qui est enfermée dans
le bassinet. » Ces idées sont reçues par tous les anciens
médecins. Dans son remarquable article du dictionnaire
encyclopédique, M. Lancereaux les admet sans conteste,
Perret, (observation XVII) apporte un cas très net dans le
bulletin de la Société anatomique 1854 ; enfin dans le journal *The Lancet* 1865 nous trouvons une observation d'autant plus intéressante, qu'ici le diagnostic était erroné et
que cette erreur a eu pour conséquence l'opération et la
mort de la malade. Dans le cas particulier de néphrite
calculeuse, nous trouvons exprimée une théorie, qui a certainement le mérite de la nouveauté mais qui a grand besoin, il nous semble, d'être couverte par l'autorité du nom
de M. Gallard. Pour plus de sûreté, nous laissons la pa-
role à M. Rigal dans la thèse duquel nous l'avons trouvée
décrite en entier.

« Dans la néphrite calculeuse, le rein augmente de
« volume, dilate l'atmosphère cellulo-fireuse qui l'entoure ;
« il y a souvent propagation de l'inflammation du rein à
« son enveloppe et de là au péritoine ; cette péritonite pres-
« que toujours partielle, est la cause d'adhérences entre le
« tissu périrénal et les organes voisins. Plus tard sous
« l'influence d'une guérison définitive ou d'une améliora-
« tion, le rein diminue de volume, mais son atmosphère
« celluleuse, par suite des adhérences qu'elle a contractées,
« ne peut le suivre dans son retrait et alors le rein beau-
« coup plus petit que sa loge, quitte sa position normale
« et paraît libre et flottant dans la cavité abdominale. »

Pour résumer en un mot la théorie tout entière, on

peut dire que c'est l'idée de l'énucléation mise au service de l'ectopie rénale. Cette idée est-elle vraie ? Nous ne le pensons pas et voici pourquoi : quand la congestion du rein s'accompagne de péritonite localisée, il y a toujours des adhérences entre le rein et le tissu périnéal ; il se passe là quelque chose d'analogue à ce que l'on voit se produire dans le cas de péri-hépatite, de péri-splénite, c'est-à-dire qu'il y a formation d'un tissu spécial, décrit sous le nom de fibrômes cornéens. Ainsi le rein ne peut s'énucléer, il ne peut exécuter de mouvement de retrait, qu'autant qu'il a vaincu la résistance des tissus qui l'environnent, qu'autant qu'il a entraîné avec lui son atmosphère cellulo-fibreuse, loin de flotter dans la cavité abdominale, il est devenu fixe, il a abouti à un de ses modes de guérison.

Nous ne ferons que signaler, et cela uniquement pour être complet, l'opinion de Fritz qui voulait faire de la chloro-anémie une cause prédisposante du rein flottant. Cette idée dérivée de la théorie de la résorption du tissu adipeux mérite la même interprétation. La chloro-anémie n'est pas une cause, c'est tout au plus, dans des cas particuliers une suite, une conséquence de l'ectopie rénale.

Nous mettons au même rang une théorie plus risquée encore, celle de Girard et Simpson. Ces deux auteurs se fondant sur les résultats d'une autopsie, ont eu le tort de généraliser ce qui ne s'appliquait guère qu'à un cas particulier. Il nous est en effet impossible d'admettre que la luxation du rein soit produite par la présence d'un mésentère analogue à celui du colon ascendant.

Une cause plus réelle d'ectopie rénale est la compression des reins par les organes voisins, par les tumeurs intra-abdominales, pourvu toutefois que cette pression, que cet effort s'exercent de haut en bas, de dehors en dedans. Dans cet ordre d'idées, les affections du foie semblent jouer le rôle le plus important bien qu'à vrai dire on ait singulièrement exagéré leur fréquence. Rayer avait déjà signalé un cas dans lequel le rein paraissait s'être déplacé sous l'influence d'une hypertrophie du foie. Martineau (1) rapporte une observation semblable puisée dans le service de M. Hérard ; M. Lancereaux en a publié différents exemples. Quant à la rate, aux ganglions mésentériques ils ont un rôle plus effacé et nous avons vainement cherché des faits où cette pathogénie soit indiquée, l'on comprend cependant que grâce à certaines influences traumatiques ou pathologiques, la rate par sa position anormale, par son volume devenu considérable, arrive à presser sur le rein gauche, et le faire soit subitement, soit progressivement sortir de sa capsule. Ainsi donc, les congestions, les tumeurs des organes voisins peuvent produire l'ectopie rénale, mais c'est là une série de causes qui par la fréquence occupent le dernier rang. Nous rangeons dans le même ordre de faits, les inflammations franches du péritoine, témoin ce cas de M. Lancereaux publié dans la thèse de Pitois, cas que nous rappelons plus loin (observation X) et dans lequel on voit les accidents dater de l'apparition d'une pelvi-péritonite puerpérale. Enfin Rayer signale un des faits les plus remarquables que nous connaissions, dans lequel il est question d'un rein flottant produit par la compression d'une capsule surrénale énormément développée.

1. Thèse de Paris.

Il nous reste enfin à décrire longuement, à cause de son importance, une théorie demeurée célèbre, dont l'auteur est mort malheureusement trop tôt pour la science. C'est dans les *Archives générales de médecine* 1865, que Becquet nous donne les explications suivantes que nous résumons.

Au moment de la fluxion menstruelle, les reins prennent part à la congestion des organes génitaux. Cette tuméfaction est peut-être physiologique, à coup sûr, elle explique les douleurs si souvent ressenties au moment des époques, surtout par les femmes mal réglées. Cette congestion rénale s'opère suivant les faits dans des conditions différentes. Ici, elle est lente, progressive, là elle est brusque, soudaine. Dans le premier cas, tuméfié, devenu plus pesant, le rein, surtout le rein droit, fait effort contre le faible obstacle qui le tient attaché et tend à quitter sa place. Bientôt l'état fluxionnaire se dissipe, mais à intervalle fixe arrive une congestion nouvelle qui alourdit de plus en plus l'organe ; chaque fois, la résolution de l'hyperémie devient d'autant plus incomplète que le rein est descendu lui-même dans une position plus déclive et qu'il se maintient plus loin de son point de départ. Ainsi graduellement et à force de souffrances, poussé par les congestions sans cesse répétées, le rein paraît libre et flottant dans la cavité abdominale.

Que la congestion soit subite au contraire soit au moment des règles, soit après une course, une fatigue un peu forte, la scène éclate par une crise douloureuse. Le rein brusquement congestionné, semble se dresser à la façon d'une tumeur érectile, maintenu par les vaisseaux qui pénètrent dans le hile, il pivote en quelque sorte autour de leur point d'attache, et entraîné en avant, se montre sous la paroi abdominale qu'il refoule.

Puis quelques heures, souvent même quelques jours se passent, la congestion cesse, le rein rentre peu à peu dans sa position normale, il revient graduellement vers sa loge, mais on peut le trouver longtemps encore, sensible et volumineux, voyageant dans l'abdomen.

Chaque nouvelle congestion vient ainsi donner au rein une impulsion de plus en plus forte, puis un jour une de ces hyperémies devient manifestement inflammatoire, des adhérences se forment et le rein est maintenu définitivement en place.

Telle est en quelques mots, l'histoire de cette grande théorie, qui tient tout entière dans le terme : congestion.

M. Lancereaux l'accepte en partie car il a hâte d'ajouter que le plus souvent dans les cas où cette pathogénie peut être invoquée, il y a lésion matérielle des organes génitaux. Ainsi le savant professeur se demande si ces lésions ne seraient point le départ d'un trouble d'innervation rénale, ayant peu à peu contribué au déplacement du rein.

Il nous semble pourtant que Becquet, s'il avait vécu, aurait donné de sa manière de voir des preuves encore plus nombreuses et plus incontestables. Nous nous permettons de les indiquer ici, car nous sommes persuadés que plus que toute autre, cette idée nous donne la solution pathogénique de la production de l'ectopie rénale, du moins chez la femme.

Rouget nous a appris en effet que l'évolution du follicule de de Graaf détermine par acte réflexe la contraction des faisceaux musculaires, qui englobent non-seulement la

trompe et l'ovaire, mais encore le système vasculaire propre
à tout l'appareil génital ; or, il est a remarquer que les artères de ces organes échappent à la compression, par l'é-
paisseur même de leurs parois, tandis que les canaux veineux se laissent facilement aplatir ; les sinus utérins sont
eux-mêmes environnés d'anneaux musculaires qui doivent
aussi ralentir le cours du sang. La circulation en retour est
donc gênée ; il y a une augmentation de tension dans les
capillaires ; cette hyperémie non-seulement se fait sentir
dans les organes génitaux mais encore dans le système rénal
lui-même, puisque l'on connaît les relations étroites, les
anastomoses nombreuses qui unissent le plexus ovarique
avec le plexus rénal ; pour peu que l'écoulement des règles
ne se fasse pas facilement, la congestion augmente, le système vasculaire abdominal vide dans sa partie veineuse est
surdistendu dans la partie artérielle où l'ondée sanguine
arrive à chaque instant et augmente sans cesse la stase
mécanique.

L'opinion de Becquet se trouve alors parfaitement jus-
tifiée, et cela d'autant mieux que de nombreuses observations nous montrent que les crises douloureuses accompagnant l'ectopie rénale se font surtout sentir avant
l'écoulement des menstrues. A cet argument vient s'en
ajouter un autre de nature purement physiologique. Le
rein n'est-il pas naturellement destiné à rétablir l'équilibre
de la pression intra-capillaire, ne doit-il pas jouer le rôle
d'un véritable exutoire, en débarrassant le système vasculaire de l'excès d'eau qu'il contient. Nous ne croyons pas
nous avancer trop, en affirmant que dans le cas de congestion de l'ovaire, ce doit être là l'action providentielle

des organes urinaires, on comprend donc que cette congestion les frappe en partie.

Enfin c'est là une preuve tirée de la clinique, preuve déjà bien indiquée par Becquet lui-même. La presque totalité des reins flottants s'observe chez les femmes durant la période active de la vie, de dix-huit à quarante-cinq ans. Sans doute on pourra dire que cela tient à ce que c'est à cette époque de l'existence que la femme est soumise surtout aux différentes influences dont nous avons signalé l'importance au point de vue étiologique. Nous croyons toutefois et les auteurs nous donnent raison, qu'il y a à invoquer en première ligne la période d'activité des fonctions génitales et placer au second rang les autres causes d'ectopie rénale.

S'il n'en était pas ainsi, on constaterait l'existence du rein flottant plus souvent chez l'homme qui par sa manière de vivre, par ses occupations moins sédentaires s'expose plus que la femme à l'action du traumatisme et à toutes les causes pathologiques. Or, il n'en est rien ; sur trente-cinq cas analysés par Becquet, trente se rapportent au sexe féminin ; sur soixante-quatre cas, on voit par Desfontaine signaler cinquante-cinq femmes. Nous sommes arrivés pour notre compte personnel en faisant notre statistique sur cent quatre-vingt-trois observations tirées des différents auteurs à la conclusion suivante : sur cent cas, quatre-vingt-sept appartiennent à la femme. D'où vient donc cette grande fréquence, sinon parce que l'état des organes génitaux est une des causes les plus vraies de la formation des reins flottants.

Nous terminerons l'étude de la pathogénie proprement

dite, en faisant remarquer que c'est presque toujours le rein droit qui se trouve déplacé. Sur quarante-trois cas, le rein droit était luxé trente-une fois, sept fois il y avait ectopie double, et cela toujours plus prononcée à droite (Lancereaux (1). Sur quatre-vingt-onze faits, Ebstein a trouvé soixante-cinq fois le rein droit déplacé, quatorze fois le rein gauche, dix-sept fois les deux reins. Nous avons trouvé à peu près les mêmes moyennes qu'Ebstein et il nous a été facile de voir que non seulement le rein droit est plus souvent atteint que le rein gauche, mais que l'on rencontre même plus fréquemment l'ectopie double que la luxation simple à gauche.

A quoi cela tient-il ? On a longuement discuté, chaque auteur à tour de rôle a invoqué une cause favorite, au demeurant, nous n'en savons rien. Toutes les causes que nous avons signalées ont été interprétées en faveur de ce phénomène, dont aucune ne rend compte. Le corset, le traumatisme, l'action compressive du foie, la congestion ovarique, les grossesses répétées, tout cela peut s'appliquer à quelques cas particuliers, mais on ne peut en faire une théorie générale.

Nous trouvons toutefois une opinion exprimée par M. Guéneau de Mussy dans une de ses leçons cliniques ; cette idée a été reproduite par Rigal ; la voici dans toute sa pureté : « L'ectopie du rein droit me semble avoir une cause anatomique. Ce rein est situé plus bas que le gauche dans une fossette creusée sur la face inférieure du foie ; toutes les secousses imprimées par le diaphragme sur la

____

1) *Loco citato.*

glande hépatique portent sur lui ; les modifications que cette dernière éprouve sous l'influence d'un afflux sanguin plus ou moins important, retentissent sur lui ; ne serait-il pas permis d'admettre aussi que l'utérus gravide étant le plus souvent incliné vers l'hypocondre droit, pourrait modifier les rapports des organes qui y sont enclavés et après l'accouchement les laisser moins fixes et moins bien contenus. »

Oui, ces idées sont très-justes, mais comme nous le disions, il y a un instant à peine, elles ne s'appliquent qu'à des cas particuliers. Nous laisserons à l'avenir le soin de nous donner la solution de ce problème de notre temps insoluble, et après avoir décrit rapidement toutes nos connaissances sur la pathogénie, nous allons en quelques mots résumer l'anatomie pathologique.

CHAPITRE II

Les quelques considérations anatomiques que nous avons développées au début de notre chapitre sur la pathogénie, nous permettent d'être très bref sur l'anatomie pathologique du rein flottant. Il est entendu que nous laissons de côté les altérations des luxations congénitales, nous bornant à signaler dans ces cas, les situations vicieuses, les origines anormales des artères rénales. C'est alors également que les deux reins quelquefois réunis, constituent un corps unique que les Anglais ont appelé reins « en fer à cheval ou en croissant. »

Au point de vue qui nous occupe, l'histoire des reins flottants acquis est très courte. Nous savons déjà que le rein droit est plus fréquemment atteint, mais aussi, en cas de déplacement double, plus mobile que le gauche. Cette mobilité tantôt très restreinte est dans d'autres circonstances véritablement extraordinaire, car on cite des exemples où un rein a fait partie d'une hernie ventrale.

Grâce à cette mobilité, le rein peut être le plus habituellement replacé dans la position qu'il occupe à l'état normal.

Notons que le rein flottant, et c'est d'une importance capitale pour le diagnostic, peut prendre toutes les positions, peut se trouver dans toutes les régions de l'abdomen. Tantôt comme dans le cas d'Andral, le rein était situé dans l'hypogastre près de la vessie, tantôt avec Bouet, nous le voyons occuper la place habituelle de l'utérus. Ici Hohl l'aperçoit profondément engagé sur le côté interne du psoas venir dans deux accouchements successifs retarder la progression de la tête du fœtus. Dans le cas de Gérard, le rein comprimait la veine cave et produisait l'œdème des membres inférieurs. Ainsi donc, pas de positions fixes, mais d'une façon générale on peut donner la loi suivante : le rein mobile a presque toujours une situation plus basse qu'à l'état physiologique. Cette position change suivant que le malade est couché ou debout.

Le plus souvent le rein est renversé de façon que son extrémité supérieure regarde en dehors et en haut, son bord concave en haut et en dedans, son bord externe en bas et en dehors. Quand le rein flottant est produit par le développement anormal du foie ou de la rate, Rokitansky fait remarquer que le hile de l'organe regarde presque directement en haut puisque la partie supérieure du rein est nécessairement déprimée. Nous croyons d'un autre côté que la hauteur à laquelle se trouvent insérées les artères rénales n'est pas sans influence sur la position pathologique. Il nous semble en effet, que plus le hile sera situé près du sommet de l'organe, plus les artères seront élevées et plus la position signalée par Rokitansky sera réalisée.

Le plus souvent le rein flottant est hypertrophié, quelquefois il est le siège de néphrite, surtout de néphrite calculeuse. Parfois enfin il peut contenir des kystes. Ces derniers cas sont relativement rares, dans presque toutes les autopsies que l'on a pratiquées, on n'a guère trouvé que de l'hyperémie rénale.

Pour être complet, nous signalerons la diminution de l'atmosphère adipeuse, résultat vérifié par Oppolzer.

On disait autrefois qu'un bon signe d'ectopie congénitale était l'allongement des artères rénales ; avec Hare, nous ne croyons pas qu'il y ait une distinction à établir à ce point de vue entre l'ectopie congénitale et l'ectopie acquise.

Dans les deux cas, on a signalé l'allongement de ces vaisseaux et leur origine était le plus souvent à la position normale. A côté de ces lésions du rein, il s'en trouve d'autres dans les organes voisins. C'est ainsi que l'on a décrit l'hypertrophie du foie et de la rate. — Rayer mentionne que l'état de mobilité des reins est quelquefois coexistant avec un déplacement de l'utérus et de l'intestiñ ; on se demande jusqu'à quel point cette anomalie pourrait s'expliquer. Souvent le péritoine distendu forme à la glande un mésentère anormal qui l'enveloppe de toutes parts et le tient suspendu. Rayer cite en effet un cas où le péritoine au lieu de passer seulement à la face antérieure du rein, l'enveloppait de chaque côté, sauf au hile, et formait ainsi pour lui un méso de deux pouces de longueur. Priestley rapporte une observation du docteur Simpson, dans laquelle on a trouvé le péritoine enveloppant la face postérieure de l'organe.

Nous signalons ces exemples et cependant nous sommes convaincu qu'ils ne forment guère que l'exception.

Le plus souvent en effet, ce sont les organes génitaux qui se trouvent atteints. Dans une autopsie faite par M. Lancereaux, il y avait des traces d'une inflammation

ancienne de l'ovaire et de la trompe droits ; les dépôts in-
flammatoires se prolongeaient sur les vaisseaux antéro-
ovariens et sur les utérins : « quelquefois dit le médecin de
la Pitié, on rencontre en même temps une tumeur de
l'ovaire, enfin presque toutes les malades que j'ai vues
présentaient les signes d'une ovarite plus ou moins ancienne. »

Nous laissons dans l'ombre les lésions concomitantes
dues au traumatisme, nous ne décrivons pas les adhérences
qui retiennent souvent les reins captifs ; voulant rester
strictement dans notre sujet, nous nous contentons d'indiquer les traits principaux, ceux qui peuvent nous servir
dans la pratique et nous donner la clef de certains symptômes dont nous allons maintenant aborder l'étude.

CHAPITRE III

Dans son important mémoire, Fritz disait, il y a environ
25 ans : « Il n'est pas difficile de reconnaître le rein flottant, au moins dans la grande majorité des cas, et si l'on
s'y est souvent trompé, c'est, nous ne saurons le répéter
assez, parce que la possibilité de ce déplacement est ignoré
d'un grand nombre de médecins ». Nous croyons que cette
idée est fort exagérée; elle est plutôt une boutade qu'une
réalité et loin de penser à l'ignorance chez le médecin qui
a fait une de ces erreurs de diagnostic, si nombreuses dan
l'affection qui nous occupe, nous songeons aux difficultés
réelles que soulève la pratique, difficultés que la connaissance clinique de l'ectopie rénale permet de tourner quelquefois, mais qui dans d'autres cas, mettent un bandeau
sur les yeux de l'observateur le plus sagace et le plus
éclairé.

La gravité du rein flottant dépend du mode de traitement suivi, ainsi que le dit fort bien M. Lancereaux; il
faut donc savoir reconnaître cet état pathologique, aussi
nous empressons-nous de donner sur les symptômes des
détails assez complets pour laisser le moins de prise à l'erreur.

D'un autre côté, la symptomatologie varie suivant les

cas et tout ce que nous disons ne s'adresse pas à tel ou tel cas particulier, mais au contraire, à la généralité des faits. Nous ne pouvons mieux faire que de donner la classification adoptée par M. Buret et de dire qu'il peut se présenter trois circonstances dans l'histoire des symptômes de l'ectopie rénale.

Ici, et c'est le cas le moins important quoique le plus fréquent, le rein mobile ne s'accompagne d'aucun trouble ni fonctionnel, ni organique. Le malade ne se doute pas qu'il porte cette affection, et le médecin appelé à soigner des malaises entièrement distincts de l'ectopie rénale, trouve par hasard, une tumeur qu'il nomme rein flottant après mûr examen.

Là, le diagnostic sera plus tardif, car il ne se fera que sur la table de l'amphithéâtre. Dans ces conditions, est-ce bien un état pathologique, non au sens strict du mot; qui dit pathologique, dit douleur, perturbation dans les actes physiologiques de la vie, trouble morbide dans les grandes fonctions de l'économie, toutes choses que l'on ne retrouve pas. On a donc plutôt affaire à une anomalie anatomique sans conséquence.

Et que l'on ne s'y trompe pas, ces exemples ne doivent pas être signalés un par un, mais par centaines. Walter, de Dresde, en examinant une grande quantité de reins chez des personnes, saines en apparence, a trouvé une ectopie rénale plus ou moins nette dans les dix-huit centièmes des faits.

Tous ces cas étaient indolores, et les malades inconscients de leur infirmité; ainsi se trouvent confirmées par l'expérience directe, les paroles que Trousseau prononçait dans une de ses cliniques : « il faudrait examiner les reins de tous les sujets soumis à notre investigation. Pour nous, nous ne diagnostiquons guère les reins mobiles, — quand nous les diagnostiquons, — que lorsqu'un individu qui ne souffre vient se plaindre à nous. Et comme il se plaint d'accidents causés par la mobilité de son rein, nous en concluons qu'un rein mobile est toujours chose pénible et douloureuse. »

Une autre série de faits ne diffère de la précédente qu'en ce que le malade a conscience de son état. Il n'y a pas encore de douleur ; mais un jour accidentellement le malade a fait ici ce que précédemment avait fait le médecin ; il a trouvé une tumeur, il l'a palpée, circonscrite et plein de terreur s'est adressé à un docteur quelconque, au premier venu. S'il tombe sur un homme auquel l'ectopie rénale n'est pas inconnue, il est sauvé, car prévenu du peu de gravité de son état, il n'y fait guère attention ; mais que le médecin consulté fasse une erreur, qu'il prenne pour une affection organique, ce qui n'est, somme toute, qu'un simple inconvénient, le malade demeure sous l'empire de la crainte et descend fatalement la pente de l'hypocondrie. Tels sont les cas publiés par Rayer (observ. III), par Guéneau de Mussy (1) (obser. V).

Jusqu'ici, nous voyons les reins mobiles indolents ne se révéler que par leurs signes physiques, les plus importants au point de vue du diagnostic, ainsi que nous le verrons, les moins sérieux pour le malade.

Le fait que nous rapportons dans l'observation IV com-

____

1. Guéneau de Mussy. *Union médicale*, 1867.

muniquée par M. Duguet (in thèse Buret), nous servira de transition pour aborder l'étude des cas les plus rares, sans doute, mais certainement les plus importants à connaître pour un médecin, les cas où l'ectopie rénale est une véritable maladie, où elle se révèle par la douleur, par les symptomes fonctionnels divers et par des signes physiques. C'est là l'histoire que nous allons dérouler en mettant le plus d'ordre possible dans notre description.

La douleur est le premier symptôme qui attire l'attention du malade. Il y a là un double élément à analyser, car à côté de la douleur continue, s'en trouve une autre dont l'intermittence produit dans certains cas des crises comparables à celles de la colique néphrétique.

Dans d'un des flancs, quelquefois dans une des lombes, le plus souvent du côté droit, il y a tantôt une véritable douleur sourde, lancinante par moments, sensation de chute et d'abaissement, de déplacement, tantôt simple sensation de pesanteur.

La malade dit que quelque chose se décroche lorsqu'elle fait le moindre mouvement. En temps ordinaire tous ces phénomènes disparaissent dans le décubitus dorsal et le repos, ils augmentent par une station assise ou debout prolongée ; Oppolzer avait déjà signalé l'influence de la constipation et de la défécation pénibles sur leur production ; nous donnons plus loin un exemple de ce genre (observation IX). Enfin dans un cas de M. Guéneau de Mussy, on voit les signes douloureux aggravés durant quelques jours par une fausse-couche.

Cette douleur, quoi qu'en dise M. Buret, n'est pas localisée. Partant de l'un des flancs ou des lombes, elle va s'irradiant tantôt vers l'ombilic et l'épigastre, tantôt dans toute la partie inférieure du corps. Rayer cite un cas, où elle s'étendait sur tout le parcours des nerfs cruraux jusqu'aux genoux et dans un autre exemple signalé par le même auteur, le malade, car c'est un homme dont il s'agissait, ressentait une sensation désagréable de la partie inférieure de la cuisse à la cheville ; enfin les organes génitaux n'en sont pas à l'abri, on a signalé la rétraction douloureuse des grandes lèvres chez la femme.

A côté de cette douleur traînante (Hare) de cette faiblesse que le malade ressent d'une façon continue, il y a la crise où la douleur passe à la manière d'un éclair, plus ou moins brusquement, mais toujours brutalement, après avoir arraché des cris à la malade. Les irradiations douloureuses persistent comme dans le cas précédent. Il y a un état d'affolement, d'angoisse, d'anxiété qui ôte parfois toute conscience, le patient gémit, se roule sans trouver dans une position quelconque un soulagement à ses affreuses tortures. Enfin c'est le tableau complet d'un accès de colique néphrétique. Tel est le signe, douleur, le premier dont on se plaint, le premier que l'on observe, mais que l'on observe si variable suivant les individus.

Telles sont les variations de la douleur spontanée ; parfois on observe une hyperesthésie de la fosse iliaque correspondant au rein mobile. Ce phénomène rare est d'ailleurs peu accentué et il nous semble que l'on a confondu l'hyperesthésie cutanée avec la sensibilité exagérée de l'organe. Lorsque l'on saisit le rein entre les mains dont l'une placée à la région postéro-lombaire, l'autre sur la partie antérieure de l'abdomen, cette pratique, chez le plus grand nombre des individus observés, donne lieu à une sensation particulière de faiblesse. Enfin la position peut elle-même avoir une grande influence, témoin ce cas signalé où la malade disait que lorsqu'elle restait couchée sur le côté gauche, elle éprouvait une sensation traînante, venant du rein droit comme si quelque chose tombait du côté droit sur le côté gauche.

Il est facile de comprendre que cette douleur, que ces crises ne laissent pas que d'avoir une influence sur le moral, sur la santé générale. Pour peu que l'on ait affaire à un nerveux, on le verra ennuyé des crises qui viennent l'assaillir, sans cause appréciable, sans qu'un écart de régime en explique la production, effrayé des régimes les plus divers qui tous échouent naturellement, on le verra, dis-je, prendre la vie en horreur, se condamner aux pratiques les plus singulières, redoutant sans cesse la réapparition des accidents, et descendre ainsi pas à pas la pente qui mène à l'hypocondrie. Nous rapportons plus loin des cas où ce que nous avançons se trouve nettement expliqué par la clinique (observation III). Il faut remarquer toutefois, que cette hypocondrie survient le plus souvent chez les individus qui ignorent leur état, qui pensent avoir une maladie organique, souvent le diagnostic, exact, donné par l'un des maîtres de la science, a suffi pour faire disparaître les accidents.

Si l'homme se laisse ainsi émouvoir, à plus forte raison, voit-on les accidents nerveux se développer chez la femme. Comme l'homme, les femmes débutent par une grande excitabilité, par l'emportement, par une tournure bizarre de l'esprit et du caractère et finissent soit par l'hypocondrie, ce qui est plus rare, soit par l'hystérie, ce qui est le plus fréquent. Cette affection est en quelque sorte de règle chez les femmes qui portent des reins mobiles, et la proportion est tellement forte qu'il est impossible de ne pas voir entre ces deux états un certain rapport, je dirai plus, une étroite relation. Tous les auteurs sont d'accord sur ce point, mais les divergences commencent dès qu'il s'agit d'apprécier le degré de cette relation. Pour les uns, l'hystérie serait la cause du rein flottant; pour d'autres, l'inverse se rapprocherait davantage de la vérité. Pour nous, nous affirmons que cette dernière opinion est la seule admissible. Comment expliquer en effet que l'hystérie, névrose si bizarre, intéressant les différents organes, pourrait produire la luxation du rein, c'est-à-dire un phénomène que le traumatisme lent ou congestif, brusque ou accidentel peut seul expliquer Qu'il y ait, dans une attaque d'hystérie, des crises douloureuses du rein, très bien, on ne saurait le nier, mais qu'une névrose puisse produire l'ectopie rénale, non, car elle cesserait d'être une névrose, elle s'enrichirait d'une anatomie pathologique qu'elle n'a pas, l'hystérie ne serait plus elle-même.

Ainsi donc, si les accidents nerveux sont consécutifs au rein flottant, il n'en est pas moins vrai qu'il est parfois fort difficile de savoir quel est celui des deux états pathologiques qui précède l'autre. Il y a deux causes d'erreur à éviter dans l'interprétation de ces faits, d'une part les femmes qui portent des reins flottants sont chloro-anémiques, dans l'immense majorité des cas, d'autre part la constatation de l'ectopie rénale est parfois difficile et un temps plus ou moins long s'écoule avant que le diagnostic puisse être établi ; il est incommode alors d'assigner une date au début de ces deux affections. On pourrait essayer cependant de refaire ce travail, car il est une différence notable entre les accidents de l'hystérie et les phénomènes nerveux de l'ectopie rénale. Dans ce dernier cas, il n'y a pas d'attaques caractérisées par les convulsions toniques ou cloniques, tout se borne le plus souvent à des névralgies, à de l'hépathalgie, à des coliques nerveuses du rein, en un mot aux manifestations de l'hystérie viscérale. Je dis le plus souvent, car une observation de M. Lancereaux (observation XVI) nous montre une jeune femme dont l'ectopie rénale était accompagnée d'attaques franches d'hystérie ; nous pensons que ce cas ne préjuge rien, car il pourrait y avoir là une simple coïncidence.

Mais comment l'ectopie rénale produit-elle l'hystérie ; on a proposé plusieurs explications, dont la plus probable est celle de Chroback. La voici, telle qu'elle est rapportée dans le *Dictionnaire encyclopédique des sciences médicales* : « Les désordres nerveux doivent être attribués à une irritation du plexus ovarique anastomosé comme on le sait, avec le plexus rénal, dont le tiraillement résulte presque forcément des déplacements du rein. » Dans le même ordre de faits réflexes nous devons classer les battements artériels et épigastriques dont la fréquence est connue.

Nous rapportons une observation communiquée par M. Thibierge, interne des hôpitaux, dans laquelle ces battements étaient tels que l'on pouvait songer à une tumeur anévrysmale. Hare rapporte un fait où le mouvement aortique s'étendait de la partie supérieure de l'épigastre, jusqu'à plus d'un pouce au-dessous de l'ombilic.

A côté de ces symptômes où le système nerveux est en jeu, viennent se placer toute une série de signes fonctionnels comme les précédents, mais qui tiennent à des modifications du tube digestif et de ses annexes.

Quoi qu'en dise M. Fournier, dans son récent mémoire, l'estomac et l'intestin sont fréquemment en jeu. Le plus souvent à cette sensation de pesanteur, à cette douleur dans le creux épigastrique, dont nous avons parlé, qui n'est autre chose que l'un des signes de la gastralgie, viennent s'ajouter de la diarrhée expliquée par la paralysie des nerfs de l'intestin, des vomissements alimentaires, bilieux, quelquefois même des hématéméses, si bien que l'on croit avoir affaire à un cancer de l'estomac. Mais, en général, on observe les symptômes de la dyspepsie ; au lieu de la diarrhée, nous avons noté la constipation dans un grand nombre de cas. Nous donnons même l'histoire d'un fait communiqué à M. Dujardin-Baumetz par un médecin de province, observation dans laquelle on voit signaler ce fait surprenant sans aucun doute, cessation de la douleur, coïncidant avec la disparition d'un état de constipation habituelle.

Quelquefois surviennent des phénomènes d'étranglement, caractérisés par une sensibilité extrême de l'organe déplacé, de la fièvre (cas de Rigal), des nausées, des vomissements. On explique ce phénomène par la rotation du rein sur lui-même, par la compression de l'uretère et la production d'une hydronéphrose aiguë, par une péritonite partielle, par une dilatation de l'estomac consécutive au déplacement du rein, enfin, et c'est l'opinion que nous croyons être la plus vraie, par une action réflexe résultant du tiraillement du plexus rénal.

Souvent le déplacement du rein s'accompagne de chloro-anémie, ainsi se trouvent expliquées les palpitations, les malaises, l'état syncopal que l'on observe chez certains individus ; enfin les battements aortiques dont nous avons déjà parlé ; c'est donc tout à fait indirectement que le rein mobile retentit sur le système circulatoire.

On a été jusqu'à signaler des désordres de miction dans l'histoire clinique du rein flottant. C'est ainsi que Dietl parle d'urines épaisses contenant des matières muqueuses et même purulentes. Notre observation II semblerait faire admettre que parfois il peut se produire des hématuries essentiellement différentes de celles des calculeux ; remarquables par leur coïncidence avec les crises douloureuses, par l'état rouge du sang et par ce fait que dans l'intervalle des accès, elles n'ont pas l'aspect marc de café des urines des vieux calculeux.

A la rigueur, on pourrait croire là à une hématurie par transsudation consécutive à l'hyperémie des reins, vu les circonstances dans lesquelles elle se montraient ; nous aimons mieux cependant ne pas faire des théories nouvelles en nous basant sur un cas particulier et laisser à l'avenir le soin d'élucider la question ; nous préférons admettre avec nos prédécesseurs, que dans l'ectopie rénale, la miction ne change pas en qualité, et très rarement en quantité, car il peut, au moment des crises, y avoir un léger degré de polyurie. Hare se refuse même à croire à cette dernière modification dans l'ectopie rénale, non compliquée d'un état pathologique du rein. Fournier signale pourtant l'apparence huileuse de l'urine. Tels sont, en quelques mots, les troubles fonctionnels ; système nerveux, système digestif, système circulatoire, tous trois se trouvent intéresses. Lorsque l'on a constaté chez un malade, chez une femme surtout, les différents symptômes que nous avons décrits, il faut interroger la patiente sur les commémoratif et passer en revue toutes les causes de rein flottant que nous avons signalées au chapitre de la pathogénie.

Une fois les antécédents connus, on recherche le rein déplacé, car la constatation de son délpacement peut seule fixer le diagnostic. Tant que l'on n'a pas trouvé dans l'abdomen, surtout du côté droit, une tumeur lisse, mobile ou immobile, à peu près indolente, rappelant la forme du haricot, le diagnostic n'est pas fait, et jamais on n'est fondé d'affirmer l'existence du rein mobile.

De Hare à M. Lancereaux, tous les auteurs qui ont parlé de l'ectopie rénale, ont décrit avec soin le mode de palpation le plus propice à la constatation du rein flottant.

La description de Hare bien que faite avec une ampleur magistrale, a l'inconvénient d'être de vieille date, nous préférons donc donner ici en entier le passage remarquable de M. Lancereaux : « On constate, dit cet auteur, dans la région du flanc, le plus souvent à droite, rarement à gauche, quelquefois des deux côtés, une tumeur de situation variable, mais dont l'extrémité inférieure dépasse toujours le rebord costal. Pour bien apprécier les caractères de cette tumeur, il importe de faire coucher le malade sur le dos, d'élever un peu le côté douloureux, et de mettre les parois abdominales dans le relâchement le plus complet. Placé du côté affecté, l'homme de l'art applique les doigts de la

main gauche derrière la région lombaire, immédiatement
au-dessous de la dernière côte et exerce une légère pression d'arrière en avant sur cette région, tandis que, avec
les doigts ou le bord interne de la main droite, il presse
sur les régions de l'hypocondre et du flanc, immédiatement
au-dessous du rebord des côtes. Entre les deux mains qui
viennent à la rencontre l'une de l'autre, il sentira presque
toujours le rein déplacé ou du moins son extrémité inférieure. Dans ce dernier cas, il suffit d'engager le malade à
faire une inspiration profonde, suivie d'une expiration lente
pour pouvoir saisir une plus grande portion du rein. De
cette façon, on peut retenir le rein entre les mains qui l'ont
saisi ; quelquefois aussi on peut l'abaisser davantage, mais
le plus souvent il s'échappe, pendant l'expiration sous le
foie ou dans l'hypocondre droit. Cet organe déplacé donne
la sensation d'une tumeur lisse, du volume et de la forme
du rein, ferme, allongée, mobile et fuyant sous les doigts.
Le grand axe de cette tumeur est toujours dirigé de haut
en bas et de dehors en dedans, de telle manière que le hile
regarde un peu en haut et en dedans ; ses extrémités sont
convexes, ainsi que le bord externe, tandis que le bord interne présente une dépression correspondant au hile. Cette
tumeur est douloureuse, la pression et le déplacement y
produisent des sensations de tiraillement et peuvent amener des lipothymies, surtout aux époques menstruelles ; en
outre, elle semble fixée à la colonne vertébrale, sinon par
la sensation du pédicule qui l'y maintient, du moins par la
courbe dont elle ne peut s'écarter. Quand les malades sont
couchés, le matin surtout, le rein déplacé est situé moins
bas qu'après une station prolongée, une marche de longue

durée ; de sorte qu'il n'est pas rare de ne pas retrouver cet organe, dont on avait, une première fois, constaté le déplacement. D'ailleurs, refoulé en haut, le rein reprend ordinairement sa situation pendant que le malade fait un mouvement d'inspiration et il devient possible de constater l'existence de la matité dans le point normalement occupé par cet organe. »

Tels sont les caractères physiques de la tumeur ; tel est le mode de palpation adopté dans la pratique, mais nous pensons pouvoir ajouter quelques détails qui ont leur importance. C'est ainsi que dans notre observation II, nous voyons le rein flottant échapper aux recherches minutieuses de M. Rendu, et cela uniquement parce que le malade avait toujours été examiné dans la position horizontale : il faut donc prendre pour règle l'examen à la fois, et dans la station debout et dans la station couchée. Cette précaution n'a-t-elle pas une grande importance, puisque en l'oubliant on ne peut parfois arriver à un diagnostic certain. D'un autre côté, la palpation doit être faite comparativement dans les deux hypocondres, c'est là un moyen de contrôle sérieux qui évite bien des erreurs. Enfin il faut bien se rappeler qu'en pesant sur un rein mobile, c'est la main placée dans la région lombaire qui constate le déplacement, c'est elle qui reçoit comme une véritable cupule, le rein que pousse la main appliquée sur le flanc. Outre ces signes physiques, l'ectopie rénale se distingue encore d'après la plupart des auteurs par d'autres caractères. Tous, anciens et modernes s'accordent à dire que dans le point de la région lombaire normalement occupé par le rein, on perçoit un son tympanique à la percussion.

Ce son est sourd, distinct du son tympanique aigu de l'intestin, dit-on ; nous avouons que notre oreille n'était probablement pas exercée, car deux fois sur trois, il nous a été impossible de constater l'existence de ce tympanisme malgré les essais répétés. M. Buret va plus loin que nous dans le sens négatif, puisque ce tympanisme il ne l'a jamais observé et qu'il l'a perçu dans la région lombaire gauche d'une femme dont le rein de ce côté était à sa place tandis qu'il y avait matité absolue du côté droit où le rein, sorti de sa gaîne, flottait dans la fosse iliaque. Nous croyons que ce tympanisme n'est pas un signe d'ectopie rénale ou du moins qu'il n'existe que dans des cas, dans des conditions que nous ne pouvons déterminer aujourd'hui ; peut-être l'intestin y joue-t-il un rôle ?

L'existence de ce son tympanique est discutable, celle de la dépression lombaire ne l'est pas. Mais d'abord, il faut nous entendre sur le sens que l'on veut donner à ce phénomène. Rayer qui l'avait signalée et décrite le premier, disait que cette dépression était appréciable à la vue. Il y aurait donc là, une sorte de rétraction en masse de tous les tissus, un fait analogue à ce qui se passe dans certaines formes de pleurésie. Dans ce sens, la dépression lombaire est si peu admissible, comme signe pathologique, que M. Duguet la nie complètement, que Grisolle en parlant du diagnostic différentiel entre le phlegmon iliaque et le rein flottant, dit ne l'avoir nettement constatée qu'une seule fois : « La dépression des reins s'accompagnerait, dit-on, de dépression dans la région lombaire : ce signe n'est pas constant, je n'ai pu le vérifier sur plusieurs individus qui offraient l'anomalie dont je parle, cependant je l'ai constaté, l'an dernier, de la manière la plus nette. » Si l'on prend l'expression dans le sens de sensation de vide dans la région correspondante au rein déplacé, nous croyons qu'alors cette expression est non seulement vraie mais rigoureuse, que cette sensation s'observe à peu près dans tous les cas. C'est là ce qu'il faut entendre par dépression lombaire, car le rein n'est pas un organe qui comme le poumon, peut revenir sur lui-même, et prenant un point d'appui sur sa masse, exercer une violence un peu forte sur les adhérences qui le retiennent aux tissus voisins ; il n'y a donc pas de raison d'admettre que même dans les cas les plus favorables, dans ceux où les adhérences sont fortes et nombreuses, il y ait en général de dépression lombaire, appréciable à la vue. Il faut, pour que cette production ait lieu, qu'il se trouve des conditions spéciales que nous ne connaissons pas, mais en tout cas qui semblent être assez indépendantes de l'ectopie rénale.

Nous avons terminé l'histoire de la symptomatologie, nous avons vu qu'un rein flottant n'a qu'un seul caractère propre, la tumeur lisse et de forme spéciale ; mais l'affection est riche encore de signes fonctionnels et de commémoratifs ; si bien que la réunion de ces différents symptômes conduit d'une façon d'autant plus certaine au diagnostic, qu'on les sait davantage, que l'on connaît mieux la marche du rein flottant.

Le début de cet état pathologique est essentiellement variable, suivant les causes mêmes qui l'ont produit. Il est rapide, brusque, instantané dans quelques rares cas où il est le fait d'une chute, d'un coup, d'un accident, d'une force matérielle quelconque, en un mot du traumatisme. Le

déplacement est au contraire lent, graduel quand la cause
n'est pas matérielle, quand elle simplement physiologique.

De ce début dépend la marche de l'ectopie rénale. Si le
rein flottant est d'origine traumatique, on peut au moment
même, ou quelques heures, quelques jours après voir survenir tous les accidents que nous avons signalés un peu
plus haut ; la crise douloureuse éclate subitement, et persiste pendant un temps plus ou moins long. Puis tout se
calme, tout revient à l'état normal jusqu'à ce qu'un excès,
qu'une débauche de fatigue, viennent réveiller le mal
endormi. Ainsi le rein peut arriver à fixation en un espace
de temps fort restreint. Si la cause du rein flottant est
physiologique, la marche est tout à fait différente. La douleur sera continue dans certains cas, parfois au contraire
intermittente et en relation avec les règles. Ici au moment
des menstrues, la malade accuse des douleurs intolérables,
là ces douleurs mériteront à peine l'attention et ce ne sera
que plus tard, alors que le rein flottant sera arrivé à sa
dernière période, à la péritonite adhésive localisée, que
l'on fera le diagnostic, tellement les signes fonctionnels ont
été peu prononcés.

Ces quelques mots nous montrent que la marche
est très variable. Malgré tout, on peut la diviser en pério-
des assez nettes, nous suivrons en cela l'exemple des
auteurs classiques et surtout de Becquet. Au début, à une
première époque de son existence, le rein flottant n'a pas
quitté sa capsule fibreuse, mais il a rompu les attaches qui
le faisaient adhérer ; à ce moment, il est donc encore chez
lui, mais il se mobilise et chaque jour davantage il file vers

l'ouverture inférieure de la capsule de Haller ; de congestions en congestions, il descend ainsi de plus en plus, puis un beau jour à la suite d'une hyperémie plus forte que de coutume, la barrière est franchie, le rein sort victorieux et flotte dans la cavité abdominale. C'est là la seconde période. Dans la première, le diagnostic était difficile, car le *corpus delicti* manquait ; là le diagnostic peut encore avoir de nombreuses entraves, qui toutes viennent de l'absence des signes fonctionnels. A cette période le rein flottant a des allures tellement variables, que chaque cas particulier donne au médecin un nouveau détail ; cet état persiste plus ou moins longtemps douloureux ou indolore, diagnostiqué ou inconnu, quand tout à coup sous une influence le plus souvent obscure, on voit survenir des accidents de péritonite localisée ; quelques jours se passent, et la période ultérieure est enfin atteinte : l'évolution du rein flottant terminée, des liens nouveaux remplacent ceux qu'il avait quittés autrefois ; au lieu d'être captif dans sa loge, il l'est en dehors. C'est ainsi que le rein flottant est arrivé à un de ces modes de guérison, mais à une de ces complication, la péritonite. Cette complication, salutaire le plus souvent, puisqu'elle marque le dernier pas de l'anomalie pathologique du rein est peut-être la seule qui puisse être à craindre dans l'ectopie rénale vraie : car les autres complications, telles que l'hydronéphrose, l'oblitération de la veine cave (Girard), l'altération du rein du côté opposé (Steiger) sont pour nous du moins indépendantes de l'affection qui nous occupe.

Telle est la marche de l'ectopie rénale ; sa durée est indéfinie, et suivant les cas son évolution est lente ou rapide. C'est là un élément de plus qu'on ne doit pas négliger au point de vue du diagnostic, que nous allons maintenant retracer en quelques pages.

CHAPITRE IV

DIAGNOSTIC

Chez des individus très gros ou quand, pour quelque cause les parois abdominales sont indurées et résistantes, la découverte de la mobilité du rein peut être très difficile ou même impossible. En général cependant, ce n'est pas là le cas, et les erreurs ont été commises le plus souvent parce que l'ectopie rénale est considérée comme une rareté pathologique, et que les médecins ont peu présents à l'esprit les différents détails que nous avons décrits dans notre chapitre précédent. En effet les signes physiques sont suffisants, et la constatation d'une tumeur mobile, avec les caractères précédemment énoncés, permet à tous de donner à leur diagnostic une rigoureuse exactitude, que ne feront que confirmer d'ailleurs, les signes fonctionnels, les commémoratifs, le mode, la lenteur de l'évolution de cet état pathologique. Notons que la tumeur rénale peut manquer dans certains faits. Nous n'avons pas ici l'intention de rappeler toutes les erreurs qui ont été commises, nous ne voulons pas refaire à nouveau le travail si complet et pourtant diffus, que M. Buret a fait, il y a quelques mois encore sur le sujet. Nous nous bornerons donc à faire le diagnostic différentiel de l'ectopie rénale avec les affections qui peuvent être véritablement confondues avec elle.

Nous laissons de côté le cas de M. Rigal (th. de Paris, 1881), dans lequel on avait pris le rein flottant pour un simple embarras gastrique. C'est là une erreur regrettable certainement, mais qui ne comporte aucun danger ; quelques jours s'écoulent et le diagnostic s'impose.

Nous passons également ces faits que jadis en Angleterre on décrivait sous le nom de fantômes, de tumeurs anormales. Il est probable que ce n'était autre chose que des reins mobiles. Du moins telle est l'opinion de Hare à ce sujet.

Des affections que l'on confond beaucoup plus fréquemment sont les coliques hépatiques ou néphrétiques. Toutes deux ont un début subit, toutes deux possèdent une douleur fixe, horrible, jetant les malades dans une anxiété pleine d'angoisse. Mais dans la colique hépatique, la douleur s'irradie surtout vers l'épaule où elle donne lieu aux points scapulaire et épigastrique, le plus souvent il y a de l'ictère avec toutes ses conséquences, enfin le début se montre surtout après les repas. Dans la colique néphrétique, la douleur s'irradie dans les cuisses, la verge, le testicule qui est rétracté ; cette douleur d'ailleurs, ne dure qu'un temps ; enfin, il est des troubles dans la miction, troubles caractérisés non-seulement par de la diminution de l'urine, mais encore par des changements notables dans sa composition. L'urine est en effet le plus souvent marc de café, elle contient soit des graviers, soit des calculs plus volumineux, dont il est facile de reconnaître la présence.

Le symptôme douleur ne saurait faire confondre l'ectopie rénale avec la colique de plomb, qu'on reconnaît toujours au liseré spécial qu'elle développe sur les canines, sinon sur toutes les dents, avec la gastralgie qui n'a guère de commun avec le rein mobile, outre la crise, que la douleur épigastrique, avec l'entéralgie qui a des caractères spéciaux, avec les névralgies dont on trouvera toujours tôt ou tard les causes et qui ont des points douloureux bien connus depuis les travaux de Valleix et de ses élèves.

D'autres causes d'erreur beaucoup plus fréquentes sont l'hystérie, l'hypocondrie, la chloro-anémie. Ces deux dernières affections font souvent partie du cortège de l'ectopie rénale ; quant à l'hystérie proprement dite, elle diffère notablement des signes nerveux observés dans le rein flottant. En effet, on pourra, dans l'état pathologique qui nous occupe, trouver des névralgies, des accidents viscéraux, mais jamais, sauf dans un cas de M. Lancereaux, on ne verra de crises caractérisées par l'aura par les convulsions toniques ou cloniques. Nous donnons plus loin une observation que nous a communiquée notre maître M. Rendu, observation dans laquelle, on constate tous les signes nerveux, sauf les accès de l'hystérie franche.

Souvent le tableau symptomatique est tel que l'on peut croire à une péritonite ; mais l'erreur ne saurait être de longue durée, la péritonite évolue rapidement, l'ectopie rénale est au contraire une affection chronique. Cette erreur pourtant a été commise et Trousseau a observé à sa consultation, un malade dont le ventre était couvert de nombreuses cicatrices de sangsues et de ventouses. Enfin M. Buret, dans sa thèse rapporte un cas de Ferber, où les symptômes étaient tels qu'on accusa la malade d'onanisme.

Tous les faits que nous avons signalés jusqu'à présent ont cela de commun, que la tumeur rénale n'existait pas et qu'il y avait absence des signes physiques. Dans les cas que nous rapportons plus loin, on voit paraître au contraire les symptômes physiques et cependant les erreurs sont plus nombreuses que précédemment. Il nous semble toutefois qu'étant donnés les signes de l'ectopie rénale, il faut une certaine bonne volonté pour les confondre avec les tumeurs, les états pathologiques que nous allons décrire.

Il est évident en effet que les tumeurs, les congestions du foie n'offrent pas la mobilité du rein flottant, et quand même les deux affections coexisteraient, il serait toujours facile de reconnaître que le rein déplacé se trouve au-dessous du foie dont on apprécierait le volume anormal par la palpation et par la percussion. De toutes les maladies, le cancer de l'estomac et de la glande hépatique ont donné le plus fort contingent de diagnostics erronés. Ces cancers ont cependant des symptômes rares dans l'ectopie rénale, leur évolution est infiniment plus rapide, il y a des hémorrhagies qui communes dans les cas de tumeurs malignes, sont exceptionnelles dans le rein flottant ; enfin l'âge des malades est en général plus avancé. Le rein flottant ne se rencontre guère après la ménopause, le cancer de l'estomac et du foie a sa plus grande fréquence vers la cinquantaine.

Quant aux kystes, aux abcès du foie, on ne pourrait guère les confondre qu'au début ; bientôt en effet, ils ont un développement suffisant pour distendre en masse les parois de l'abdomen et soulever les fausses côtes à droite, de plus ils présentent une fluctuation le plus souvent manifeste, quelquefois même le frémissement hydatique.

Une vésicule du foie grossie est parfois très mobile, mais la partie qu'elle occupe est différente de celle de l'organe dont nous parlons ; le rein en effet occupe le plus souvent une place plus inférieure, plus oblique dans la fosse iliaque ; d'un autre côté, l'extrémité inférieure de la vésicule hépatique est plus globulaire, elle paraît moins dure à la pression, parfois on peut y découvrir une certaine fluctuation, enfin elle est toujours par une de ses extrémités fortement attachée au foie ; sans compter que d'autres signes, tels qu'une crise de coliques hépatiques, un ictère viennent encore aider au diagnostic d'une cholécystite simple ou suppurée.

Les tumeurs stercorales donnent la sensation de terre glaise, elles s'émiettent sous l'action des doigts qui les pressent, les enserrent ; un purgatif les fait souvent disparaître, leur forme n'est pas celle du rein. Les tumeurs cancéreuses ou tuberculeuses siégeant dans le péritoine sont rarement mobiles ; le volume, la conformation ne rappellent pas la tumeur rénale, et l'inégalité de leur surface suffit généralement à les faire distinguer du rein qui à la palpation présente des faces lisses et unies, et dont on perçoit le hile dans les cas favorables. Ici encore le fait que la tumeur reste stationnaire, affirme le diagnostic.

Les abcès par congestion sont fixes, situés plus profondément que le rein mobile ; il est souvent possible de sentir la fluctuation, enfin le mal de Pott, point de départ de ces abcès, est le plus souvent facile à découvrir, à cause des paralysies multiples dont il s'accompagne, et de la douleur locale qui existe dans le point malade de la colonne vertébrale.

Une tumeur de l'ovaire diffère du rein flottant dans sa manière d'être ; elle n'est pas comme lui, limitée à un côté de l'abdomen, son diamètre transversal est beaucoup plus considérable.

Enfin, et c'est par là que nous allons terminer notre chapitre : les déplacements et les tumeurs de la rate ne sauraient entrer en ligne de compte. Voici ce que dit Fritz à ce sujet : « Dans les observations de déplacement de la rate, qui existent dans la science, on a toujours pu reconnaître : 1º que la tumeur était beaucoup plus volumineuse et située généralement plus bas que le rein gauche, quand il est mobile ; 2º que la matité splénique normale était remplacée par un son tympaniqne, tandis que la matité rénale était la même qu'à l'état normal ; 3º que la percussion de la tumeur donnait un son mat. Ajoutons que les chutes de la rate s'accompagnent parfois d'une dépression manifeste de l'hypocondre gauche, et donnent presque toujours lieu à des signes beaucoup plus graves que la mobilité du rein. »

Tel est en quelques mots le diagnostic différentiel.

Telles sont les affections que l'on a confondues le plus souvent avec l'ectopie rénale. Toutes sont infiniment plus graves que la maladie qui nous occupe, il s'ensuit donc qu'en cas d'erreur le médecin jette dans une famille le trouble et l'épouvante pour un état pathologique compatible avec une longue existence.

Le pronostic n'est cependant pas toujours bénin, car le rein flottant est souvent une maladie incurable. A ce point de vue, il faut savoir apprécier la période à laquelle le mal est parvenu ; c'est qu'en effet, au début, tant que dure la période caractérisée par une poussée congestive passagère, le pronostic, tout réservé qu'il doit être, n'est cependant pas fort sérieux, car des moyens palliatifs, des soins, des précautions intelligentes peuvent prévenir la marche ultérieure de la maladie.

Le pronostic est sévère au contraire quand l'affection est à cette période où les congestions sont en quelque sorte permanentes, où le rein de plus en plus alourdi, tend chaque jour davantage à quitter sa capsule. Il est plus sévère encore, quand ces hyperémies prennent le caractère inflammatoire, car on a à coup sûr une péritonite, localisée mais douloureuse, transformant ainsi un état passager, le rein mobile en une infirmité incurable, l'ectopie définitive. Enfin et c'est là une considération que le médecin ne doit jamais perdre de vue, le pronostic est d'autant plus sérieux que la malade est plus jeune. On comprend en effet qu'elle est alors plus exposée à des rechutes que son rein subira de congestions plus nombreuses, en rapport avec le nombre des follicules de Graaf qui feront leur évolution. Ces quelques considérations nous permettent de dire, en concluant que la ménopause, en supprimant les hyperémies rénales, rend le pronostic plus favorable. En est-il de même de la grossesse ? nous ne le pensons pas ; il nous semble que la fréquence de l'utérus hypertrophié, distendu, ne fait qu'augmenter le mal. Malgré le cas de Hare, que nous rapportons plus loin nous croyons devoir être sceptique sur l'influence curative de la gravidité.

TRAITEMENT

Les symptômes sont connus, le diagnostic est rigoureusement pose, voyons quelle doit être la conduite du médecin auprès de son malade. Il est évident, que cette conduite est aussi variable que l'ectopie rénale elle-même, car le traitement du rein flottant ne peut guère être que palliatif; il doit simplement combattre les signes, il doit s'adresser aux indications. Ces indications nous sont suffisamment connues par tout ce qui précède. A-t-on affaire à une femme du monde, il faudra surveiller chez elle l'usage du corset, lui interdire la danse, l'équitation, lui ordonner non seulement le repos complet, mais la position horizontale au moment des époques menstruelles. Il faudra ainsi la conduire lentement de précaution en précaution jusqu'au moment où s'éteint la vie utérine.

A côté de ce traitement qui se compose de petits soins hygiéniques, vient se placer un autre qui lui compte plus sur les moyens médicaux. Ce dernier s'adresse surtout aux accidents douloureux continuels ou intermittents. C'est là en effet, le cas ou jamais, d'employer contre la dyspepsie les eupeptiques, les sédatifs contre les phénomènes hystériformes, les toniques contre la chloro-anémie.

Néris, Plombières, Capven voilà les stations tout indiquées, mais à condition toutefois, que les douches seront laissées de côté. Notre observation II (et surtout les judicieuses remarques dont elle est suivie), nous permet d'affirmer en effet, que la douche simple ou chargée de principes médicamenteux est plutôt nuisible qu'utile. L'hydrothépie sera donc abandonnée. Pendant l'accès, l'opium et ses dérivés, les émissions sanguines locales rendront de grands services. Dans leur intervalle, il faut porter une pelote convenablement disposée munie d'une ceinture ventrière. L'immobilisation du rein déplacé est la meilleure condition de traitement et de guérison.

Primo non nocere, tel était l'adrage de la vieille médecine, de cette école antique qui a tout fait pour la clinique, telle est aussi notre dévise. *Primo non nocere*, ils auraient dû se rappeler ces mots, ces chirurgiens qui ont fait la néphrotomie, l'ablation du rein dans le cas, d'ectopie. Ce peut être une audace, heureuse même dans un cas c'est toujours une audace blâmable, c'est jouer avec la vie de son malade, c'est faire sur l'homme une étude de vivisection. Heureusement, il n'existe guère dans la science que trois cas d'opération de rein mobile; sur ces trois cas il y a deux morts. C'est dire que le succès n'est pas à la hauteur de l'imprudence, et que la néphrotomie dans ce fait particulier doit être sévèrement jugée.

BIBLIOGRAPHIE

Aberle. — Med. chir. Zeitung. T. IV, 1826.

Adamis. — Med. Times and gaz., 1857. T. I, p. 651.

Bauchet. — Bullet. de la Soc. anat., 1854 (note).

Becquet. — Archives de Méd., 1865.

Braun. — Deutsche Klinik, 1853.

Brochin. — Gaz. des Hôp., 1854.

Carnley. — Med. Tim. and. gaz., 1858. T. I.

Chrobak. — Med. chir. Rundschau. Sept. 1870.

Cruveilhier. — Anatom. descript. T. II.

      Id.   Anat. path. gén. T. I, p. 722.

Day (Edwin). — Edimb. med. jour., 1854, p. 553.

Defontaine (F). — Thèse de Paris, 1874.

Dietl. — Wien. med. Wocken, 1864.

Drynsdale. — The Lancet, 1866.

Ebstein. —

Ehrle. — Berlin. Klinik Wocken, 1866.

Ferber. — Arch. für. path. Anat. und. physiol., 1871. T. LII, p. 95.

Fleming. — Brit. med. journ., 1869.

Fournié (Ed.). — Revue méd. franç. et étrang. Janv. 1883.

Fourrier (de Compiègne). — Bullet. gén. de thérap., 1875. T. I,
        p. 481.

Fritz. — Arch. gén. de méd., 1859, p. 158.

Gilewski. — Oester. Zeits. Heilkunde, 1865.

Girard. — Journ. hebdomad., 1836.

     Id.   Gaz. hebdomad., n° 53, p. 445.

Gontier. — Union méd., 1869.

Grisolle. — Traité de path. int. T. I, p. 610, 9e édit.

     Id.   Arch. gén. de méd., 1839.

Grout. — Thèse de Paris, 1874.

Gruber. — Medizin. Jahrb., 1866.

Guéneau de Mussy (N.). — Union méd., 1867.

Hare. — Med. Tim. and gaz., 1858. T. I.

Hayem. — Rev. des scienc. méd. T. XI, p. 154.

Henock. — Klinik der Unterleibskrankh. III.

Heslop. — British med. journ., 1869.

Heusinger. — Die Krankh der Hamorgane von Robert Willis, deutsch von Heusinger. Eisenach, 1841.

Iago. — Med. Tim. and. gaz., 1858. T. II.

Id.   Med. Tim. and. gaz., 1872, p. 328.

Jaccoud. — Traité de pathol. int. T. II.

Klüppel. — Wurtemb. med. corresp. Bl., 1874.

Labadie-Lagrave. — Dict. de méd. et de chir. prat. Art. Rein.

Lancereaux. — Dict. encyclop., 1875. Art. Rein.

Id.   Union méd., 1880, p. 225.

Lawson et Hall-Davis. — The Lancet, 1865, p. 285.

Lécorché. — Traité des malad. des reins. Paris, 1875.

Le Ray. — Thèse de Paris, 1876.

Mac. Evens. — Glasgow med. journ., 1870.

Martineau (H.). — Thèse de Paris, 1868.

Mesue. — Opera omnia. Venetiis, 1561.

Mosler. — Berlin. Klin. Wochen, 1866.

Nélaton. — Gaz. des Hôp., 1854.

Oppolzer. — Wien. med. Wochen, 1856.

Id.   Revue étrang. méd. chir., 1855, n° 29.

Péan. — Diagn. et traitem. des tum. de l'abdom. et du bassin. Paris, 1880.

Preebles. — Med. Press. and. circular., 1874.

Perret. — Bullet. de la Soc. anat., 1854.

Petters. — Prager Wierteljahrsscher. T. LI.

Pieper. — Ueber Cystembidung und Hydronephr. bewogliche Nieren. Berlin, 1867.

Pitois. — Thèse de Paris, 1879.

Portal. — Cours d'anat. méd. T. V.

Priestley. — Med. Tim. and. gaz., 1857.

Rayer. — Traité des mal. du rein. T. III. Paris, 1841.

Id.   Gaz. Midi, 1846, n° 54.

Rigal. — Thèse de doctorat. Paris, 1881.

Richet. — Anat. 3° édit., p. 666.

Riolan. — Man. anat. et pathol. Lyon, 1872, p. 228.

Rollet. — Pathol. und Therap. der beweglichen Niere. Erlanger, 1866.

Rosentein. — Die Path. und Ther. der Nieren Krankheit. Berlin, 1870.

Sawyer. — Floating Kindney. Birmingham med. review.

Schiff. — Presse med. belge, 1869.

Schultze. — Ein Beitrag zur casuistik der beweglichen Niere. Berlin, 1867.

Steiger. — Wurzb. med. zeits., 1867.

Thun. — Ueber bewegliche Niere. Berlin, 1872.

Tzschaschel. — Dissertat. Inaugur. Berlin, 1872.

Urag. — Wien. med. Wochen, 1856, n° 3.

Wade. — Midland quaterley journal, 1858.

William Robert. —

Willis. — Urinary diseases, p. 469.

Wiltschire. — Transact. of path. soc., 1868.

OBSERVATIONS

Observation I (personnelle).

**Ectopie rénale droite. Tuberculose pulmonaire.
Influence de la multiplicité des grossesses.**

La nommée Malabelle, Marie, âgée de 52 ans, profession, clou‑
tière, tempérament nerveux, constitution moyenne, entrée le 11 juin
1883, à la salle Rayer, lit n° 9, dans le service de M. le D' Rendu,
à l'hôpital Tenon, est née à la Bastide (Aveyron), habite Paris depuis
dix-huit ans ; a été réglée à onze ans régulièrement et sans douleurs ;
ses époques ont toujours été régulières. Son père est mort par accident ; sa mère est bien portante ; ses sœurs en bonne santé. Elle a eu
douze grossesses ; les deux premières se sont terminées par un accouchement normal ; les troisième, quatrième et cinquième grossesses par
une fausse-couche de quatre à cinq mois ; les autres se sont passées
normalement. Pas d'antécédents strumeux.

Il y a neuf ans environ, à la suite d'une couche laborieuse, la malade
éprouva une forte douleur, de la pesanteur et du tiraillement dans
l'hypocondre droit, ainsi que des coliques sourdes ; neuf jours après
la couche, métrorrhagie abondante qui dura quelques jours ; perte
des forces, pas de troubles gastralgiques. Depuis cette métrorrhagie,
la malade a remarqué qu'à chaque époque des règles, les douleurs
dans l'hypocondre droit étaient plus intenses, et qu'elle éprouvait la
sensation d'une grosseur, qui la gênait peu, dans le côté droit du
ventre. Pour calmer ces douleurs, la malade, d'elle-même, se posa
une serviette autour du ventre pour maintenir la grosseur. Cet état

persista pendant 6 ans sans amener aucun changement dans son état.

Il y a trois ans, en soulevant un poids de 30 à 35 kilog, et d'une façon énergique, la malade ressentit dans le flanc droit, une espèce de déchirure, accompagnée d'une douleur atroce ; elle pâlit immédiatement et fut obligée d'aller se coucher. Le soir même, un médecin est appelé, et n'y voit rien.

Le lendemain, la malade sent elle-même ce qu'elle appelle la petite boule, et s'en plaint au médecin qui croit à une affection intestinale.

Quelques jours après, la malade souffrant toujours de pesanteur dans le ventre, et de douleur dans le flanc droit, entre à l'hôpital Tenon, salle Bouillaud. Le diagnostic ne semble pas avoir été fait ; la malade sort dans le même état qu'à l'entrée.

A partir de cette époque, elle conserve dans l'hypocondre droit la sensation d'un corps étranger qui se promène dans le ventre, en déterminant, tantôt des gargouillements, tantôt de la douleur, avec irradiation dans l'hypocondre gauche. De temps en temps elle éprouve une sensation qu'elle compare au mouvement d'un battant de cloche. Ces symptômes nerveux sont aggravés surtout par les mouvements, par les efforts et par la digestion ; elle semble souffrir davantage quand son estomac est rempli.

Jamais de troubles du côté du foie ni du côté de l'intestin.

A l'inspection, pas de tuméfaction.

A la palpation, en appliquant doucement la main à dix centimètres à droite de l'ombilic, on a immédiatement la sensation d'un corps ovoïde, résistant, sur lequel glisse la paroi abdominale ; en remontant vers les cartilages sur la ligne du mamelon, on sent que la tumeur se continue avec une masse plus considérable et plus profonde qui va se cacher sous les cartilages costaux.

En portant les doigts en dehors on sent un bord arrondi, épais, se continuant en bas avec la partie saillante.

En arrière et en dehors de la tumeur, le flanc est dépressible, manque de résistance ; on sent un vide, à l'endroit occupé normalement par le rein, vide dont on se rend compte aisément, soit en comprimant la région entre les deux mains, l'une en avant, l'autre en arrière, soit en enfonçant une main dans la région rénale, en ayant soin de faire coucher la malade sur le côté gauche.

La situation exacte occupée ordinairement par la partie la plus saillante, ou extrémité inférieure du rein répond à l'intersection de deux lignes, l'une partant horizontalement de l'ombilic, l'autre descendant verticalement du mamelon.

De temps en temps, il se fait des déplacements spontanés, soit en dedans vers l'ombilic, soit en dehors et en haut, sous les côtes ; dans les deux cas la malade souffre davantage ; elle a une sensation d'étouffement.

Presque chaque fois que la malade se lève, la tumeur se déplace en bas, au-dessous des lignes. Alors il y a sensation d'un corps pesant d'un poids énorme. On peut encore déplacer la tumeur artificiellement par compression ; elle se dirige volontiers en dedans et en bas, mais il est impossible de la refouler dans la loge rénale.

Le foie ne dépasse pas le bord des fausses-côtes.

Cette ectopie rénale ne détermine pas de troubles fonctionnels importants. Les symptômes dominants sont des signes névralgiques locaux exaspérés par la pression et par les déplacements spontanés ou provoqués.

OBSERVATION II

Rein déplacé consécutif à un traumatisme. Hématurie ; signes rationnels d'un calcul rénal. (Communiquée par M. le Dr Rendu).

M. D.., ingénieur au chemin de fer de P. L. M., éprouva il y a cinq ans un accident assez grave. Il fut jeté dans une fondrière à la suite du déraillement d'un train de balaste dans la Haute-Loire. Les jours suivants, il ressent de violentes douleurs rénales et pendant quatre jours de suite, urine du sang. Après quoi tout rentre dans l'ordre.

A quelques mois de là, nouvelle hématurie survenue sans cause connue, accompagnée de douleurs très vives simulant complètement une crise de colique néphrétique, tel fut le diagnostic du médecin du Puy que consulta M. D... Cependant, pas d'émission de graviers à la suite de ces accès.

Dans l'année 1879, quatre ou cinq fois les mêmes accidents reparaissent caractérisés d'abord par une vive douleur abdominale, surtout localisée au côté droit du ventre, amenant des nausées sans vomissements, un malaise général, et finalement se terminant par une hématurie quelquefois assez abondante.

Dans l'idée d'une lithiase rénale et d'un calcul du bassinet, on conseille à M. D... une saison à Contrexeville. Là il boit huit à dix verres par jour et prend quotidiennement une douche sur la région des reins. Sous cette influence, loin de se trouver mieux, son état s'aggrave et il est obligé d'abréger son séjour à cause des vives douleurs qu'il éprouve. Deux fois en vingt jours, il est repris d'hématuries assez abondantes. Après sa saison d'eaux, un mieux relatif se produit, pendant près de trois mois aucun accident ne survient. C'est une rémission de peu de durée, car les hématuries reparaissent ensuite dans les mêmes conditions sans cause appréciable.

Très découragé, se croyant atteint d'une lésion sérieuse, M. D..., vient consulter à Paris, et je le vois avec M. Potain en 1881 ; nous tombons tous deux d'accord, qu'il s'agit très probablement d'un calcul logé dans le bassinet du rein droit et provoquant tantôt des crises douloureuses simples sans hématurie, tantôt des hémorrhagies. Toutefois il est à remarquer que le sang rendu en pareil cas est rutilant et nullement noirâtre comme l'est si souvent l'hématurie du calculeux. Dans l'intervalle des crises, on ne voit pas comme chez les calculeux des urines couleur marc de café ; enfin jamais les urines ne sont ni muqueuses ni purulentes, circonstance rare pour un calculeux de vieille date. Tout en tenant compte de ces particulatités, il semblait cependant rationnel de rapporter à la lithiase rénale, les accidents hémorrhagiques en absence de toute cause susceptible de les provoquer. M. D... est, en effet, est un homme grand et fort, se portant bien dans l'intervalle de ses accès, qui a peu maigri et ne pourrait être évidemment soupçonné d'être atteint d'une affection rénale organique.

Le traitement institué dans l'hypothèse d'un calcul rénal, est le suivant : un verre d'eau de Capvern tous les matins ; régime lacté mixte, quatre gouttes de perchlorure de fer au repas du soir, éviter les secousses, les marches rapides, écarts de régime, ne pas boire de bière, enfin porter sur le ventre une ceinture de flanelle.

Sous l'influence de ce traitement un mieux considérable se manifeste et pendant huit mois il ne survient aucune crise douloureuse, Si bien que dans l'été 1882, M. D. se remet à chasser et cela impunément ; toutefois un beau jour, il tombe en faisant un faux pas, et immédiatement est repris de sa douleur avec hématurie consécutive. Cet accident dure trente-six heures et ne laisse pas de suite.

C'est dans ces circonstances, que la femme de **M. D.** arriva à constater un symptôme très important.

En appliquant un cataplasme sur la région lombaire de son mari, lui se tenant debout, elle crût remarquer que le côté droit formait une saillie et qu'il était manifestement plus tendu que le gauche. Un examen attentif répété les jours suivants, montra à M. D. qu'il avait en effet une grosseur et qu'en palpant le ventre dans la station verticale, il était facile de sentir un corps dur, indolent, faisant [saillie dans le flanc droit. Cette constatation faite, M. D. craignant que ce ne fut quelque abcès ou une tumeur maligne, prit immédiatement le train pour Paris et vint me faire part de sa découverte (décembre 1882).

Je constatai alors de la façon la plus nette l'existence d'un rein mobile ; le malade étant debout, on sentait très aisément l'organe déplacé qui venait faire saillie sous la paroi abdominale ; pour peu qu'on appuyât, il disparaissait immédiatement et était fort difficile à retrouver. Quand on examinait le malade couché, il était impossible de sentir le rein, qui se replaçait immédiatement dans sa loge. Il devenait facile de comprendre, pourquoi, malgré des explorations réitérées et très attentive de la région rénale, jamais je n'avais ni trouvé, n₁ senti, l'ectopie du rein ; car j'avais toujours examiné M. D. en le faisant coucher.

Il devient également aisé de remonter à la filiation des accidents. Très probablement c'est le traumatisme initial, qui a luxé violemment le rein, et déterminé la première hématurie. Dès lors tout mouvement brusque, toute secousse vive (elles étaient très fréquentes chez un ingénieur chargé de construire un chemin de fer dans un pays de montagne) retentissaient sur le rein et provoquaient probablement de la congestion de l'organe. C'est à cette phase que semble correspondre la période de tension douloureuse et de crises sans nausées qui se jugeait par des hématuries. C'est pour la même raison, que les douches furent si mal supportées à Contréxeville et que le malade revient de cette station plus souffrant qu'avant son départ. Enfin il est certain que si le traitement conseillé par M. Potain a soulagé beaucoup le malade, c'est surtout à cause de la recommandation expresse d'eviter tous mouvements violents et de soutenir la région rénale avec une ceinture de flanelle. L'eau de Capvern et le régime lacté ont simplement contribué à décongestionner le rein.

Depuis le moment où M. D. a constaté la présence du rein mobile, jusqu'à présent il n'a plus eu d'hématurie et à peine deux ou trois crises doulouleuses très atténuées. Sur mes indications, il s'est fait faire chez Collin une ceinture abdominale, élastique, à pelote supérieurement concave, répondant à l'hypocondre droit et grâce à cela il peut vaquer à ses occupations et reprendre son service d'ingénieur sans craindre comme jadis des accidents incessants.

OBSERVATION III

Observation rapportée par Fritz, résumée.
Rein mobile chez un médecin ; guéri par le diagnostic.

Chez un médecin de Paris, le rein faisait une saillie manifeste. On avait employé tous les traitements. Royer et Velpeau ayant fait le

diagnostic, le malade cessa tout traitement et revint à la santé, malgré la persistance de la tumeur.

OBSERVATION IV

Duguet in thèse Buret. Résumé.
Rein mobile, à peu près indolent.

Une femme de 45 ans, se plaignait d'une tumeur du ventre.
M. Duguet, par la palpation, saisit entre ses deux mains une tumeur
un peu allongée à surface lisse, indolente, mobile, réductible sous les
fausses côtes, faisant saillie dans la station debout.

Pas de dépression lombaire, pas de sonorité, quelques troubles digestifs, quelques douleurs dans le côté droit du ventre surtout en mar-
chant. Depuis longtemps plus de corset.

Les traumatismes, le nombre d'enfants, ne sont pas signalés.

OBSERVATION V

Guéneau de Mussy, *Union médicale*, 1867. Résumé.
Rein mobile indolent.

Une femme Cr..., de 46 ans, découvre elle-même une tumeur dans
son ventre. Cette dame, portée à l'hypocondrie, était d'autant plus
inquiète que son médecin lui avait déclaré que sa tumeur pouvait à la
ménopause augmenter et devenir maligne. Le diagnostic de M. Guéneau de Mussy la rassure complètement et guérit son hypocondrie.

Observation VI

Du docteur Gibb, rapportée par Hare. (Médical Tim. and. gaz. 1858,
tome I).
Reins guéris par une double grossesse.

Mistress Stubbs, âgée de 45 ans, mère de plusieurs enfants, fut
confiée à nos soins pour la première fois en 1854, pour une maladie
utérine, en même temps elle se plaignait dans la région lombaire gauche d'un grand malaise qu'elle attribuait à la mobilité des reins. Je
découvris qu'en effet, ils étaient mobiles, mais le gauche plus que le
droit ; sa santé s'améliora, sa maladie fut guérie et elle devint enceinte.
Pendant les premiers mois de sa grossesse, elle souffrit encore d'une
douleur qu'elle sentait provenir du mouvement des reins, surtout du
gauche. Les douleurs disparurent à mesure que la gestation s'avança,
et le 5 mai 1855, je l'accouchai d'une fille. L'accouchement fut na-
turel ; et quand je l'examinai quelque temps après, ses reins me pa-
rurent moins mobiles, c'est-à-dire que le rayon dans lequel ils se
mouvaient, était diminué ; et elle n'éprouvait aucune souffrance. Elle
redevint enceinte et ne souffrit pas cette fois des reins, bien qu'elle
éprouvât dans l'aîne et dans le côté gauche, une douleur qui ne pro-
venait en aucune façon de ces viscères. Le 22 mai 1857, je l'accouchai d'une autre fille. L'examen que je fis de ses reins, à ce moment
et quelque temps après, me convainquit qu'ils n'étaient plus du tout
mobiles. Ils paraissaient avoir repris leur position normale, probablement pendant cette dernière grossesse.

Observation VII

Communiquée par M. le docteur Rendu.
Rein mobile, d'origine probablement traumatique, ayant donné lieu à des
malaises nerveux simulant l'hystérie viscérale.

Madame L..., âgée de 45 ans aujourd'hui, a eu toute sa vie une santé délicate, quoiqu'elle soit d'une famille dont tous les membres sont remarquablement robustes. On attribue sa mauvaise santé à un très grave accident qu'elle a éprouvé dans son enfance, vers l'âge de huit ans. A cette époque elle fit une chute dans une promenade de telle façon qu'elle se contusionna très sérieusement l'abdomen. La conséquence fut une péritonite qui mit ses jours en danger, et pour laquelle elle resta près de quatre mois au lit ; elle porte encore les traces de sangsues qu'on dut lui appliquer sur le côté droit du ventre à cette époque.

A partir de cette date, elle cessa d'avoir la belle santé dont elle jouissait auparavant, elle souffre continuellement du ventre, par crises plus ou moins éloignées. La menstruation s'établit chez elle régulièrement, mais éveille des douleurs très vives, s'irradiant dans tout l'abdomen. Presque jamais il ne lui est possible de se lever et de vaquer à ses affaires à ce moment ; elle est obligée absolument de se coucher. En même temps elle est prise de vomissements bilieux qui se répètent presque à chaque époque des règles.

Mariée, elle devient enceinte et a successivement trois enfants. Chose remarquable, les grossesses chez elle sont bonnes et elle souffre beaucoup moins que dans les conditions habituelles de sa santé : il semble que la suppression des règles contribue à faire disparaître les douleurs. Mais après chaque grossesse, les crises douloureuses reparaissent, et forcent Mme L. à mener une vie de valétudinaire.

Tous les médecins qui ont successivement soigné Mme L..., et ils sont nombreux, ont invariablement rapporté l'état nerveux de cette dame à des troubles menstruels, et elle a toujours été considérée comme une hystérique à manifestations viscérales d'origine utérine. Il était difficile, en effet, de ne pas faire ce diagnostic. Tout en étant constamment souffrante, cette dame n'était jamais fiévreuse, et sa santé se maintenait bonne. Constamment elle se plaignait de maux de cœur et de douleurs d'entrailles, et cependant ses digestions continuèrent à se faire régulièrement, quelle que fut la nature des aliments qu'elle ingérât. Elle présentait des points d'hyperesthésie rachidienne et lombaire, de la névralgie iléo-lombaire droite, des zônes d'hyperesthésie diffuse sur l'abdomen, sans que rien n'indiquât l'existence d'une lésion intestinale : chez elle, le point ovarien gauche existait fréquemment, ce qui complétait l'illusion de l'hystérie. Cependant, jamais elle n'avait eu d'attaques de nerfs, même au moment de ses règles, où les phénomènes douloureux s'exaspéraient notablement, et tout en ayant un caractère un peu mobile, elle n'offrait pas les allures fantasques de la plupart des vraies hystériques.

Il y a deux ans, se trouvant consulter M. Moissenet pour un de ses enfants malades, elle fut amenée à lui parler de sa santé, et des crises douloureuses qu'elle avait constamment, mais qui s'exaspéraient de temps à autre. En raison d'antécédents de famille goutteux, M. Moissenet songea à la possibilité de coliques hépatiques, bien que la malade n'eût jamais d'ictère au moment de ses crises, et il l'examina avec soin pour voir dans quel état se trouvait le foie. Dans cette exploration, il constata la présence d'un rein mobile flottant dans l'abdomen, et manifestement douloureux à la pression. Il lui parut rationnel de rattacher la plupart des accidents observés à l'ectopie rénale, et il conseilla de porter une ceinture élastique.

L'évènement a démontré depuis la justesse du diagnostic de M. Moissenet. Après plusieurs jours, la malade a trouvé moyen d'immobiliser presque complètement son rein et depuis lors elle souffre beaucoup moins. De temps à autre elle a encore quelques crises atténuées, elle marche toujours assez difficilement et se fatigue vite, mais elle supporte la voiture, ce qui lui était impossible auparavant, et mène à peu près la vie de tout le monde.

Évidemment, chez cette dame, les phénomènes d'hyperesthésie et de douleurs viscérales étaient entretenus, sinon provoqués par la présence du rein mobile, et l'utérus n'y était pour rien, sauf au moment de la fluxion menstruelle. Quant à la cause de ce déplacement du rein, il est assez rationnel de le rapporter à la chute grave qu'à faite la malade pendant son enfance, ce qui a amené de la péritonite. Il est possible que dans cette chute, le rein soit sorti violemment de sa loge et ait été le point de départ de la péritonite, car c'était à droite que les phénomènes étaient le plus aigus, et c'est de ce côté qu'on avait dû faire les applications de sangsues.

Observation VIII

Observation communiquée par M. le Dr Rendu.
Rein flottant, ayant déterminé des troubles dyspepsiques et des phénomènes de péritonite circonscrite. Difficulté du diagnostic.

Catherine Sartiaux, 37 ans, journalière, de Cambrai, entrée le 28 juillet 1875 à la salle Sainte-Marthe, nº 4, hôpital Beaujon, sortie le 26 août 1875.

Cette femme se plaint de troubles digestifs qui ont débuté d'une façon insidieuse, il y a environ six semaines. A cette époque, elle a eu pendant quelques jours des coliques assez fortes pour être obligée de s'arrêter ; elle était forcée pour marcher de se serrer le ventre avec une ceinture.

Depuis une semaine, ces phénomènes sont aggravés. Elle a été prise de douleurs très violentes, survenant après ses repas, et s'accompagnant de vomissements bilieux ; en un mot, elle a eu des symptômes de péritonite localisée.

Elle arrive se plaignant d'une vive sensibilité abdominale. Les vomissements se sont arrêtés depuis avant hier, parce qu'elle a gardé une diète absolue.

Le ventre est assez souple, sans ballonnement, ni météorisme, mais il est excessivement sensible, surtout dans le flanc droit. On sent une tumeur dure, empiétant dans le flanc droit et descendant presque à la fosse iliaque, cette tumeur est grosse comme une orange, ovoïde, allongée verticalement, elle est très douloureuse au toucher, de forme assez irrégulière, de consistance mamelonnée, assez ferme ; aucun point fluctuant. Elle se continue avec la matité du foie, mais ne paraît pas en dépendre, car les grands mouvements d'inspiration ne la déplacent point, même au repos elle est le siège d'élancements fréquents. Cette tumeur a évidemment déterminé de la péritonite de voisinage.

Du reste, peu de fièvre, pas d'ictère, pas de dyspnée, aucun organe malade, Pouls à 96.

Est-ce de la cholécystite? Est-ce une tumeur épiploïque? On ne trouve dans ses antécédents aucun indice de coliques hépatiques.

M. Gubler se demande si cette tumeur n'est pas constituée par le rein, à cause de la forme de la tumeur et de sa situation profonde en arrière

Onguent napolitain belladoné, compresses d'eau de guimauve, chiendent.

Les urines ne sont pas d'un grand secours pour trancher la question d'origine de la tumeur. Elles sont foncées, hémophéiques, contiennent un peu d'albumine et du bleu : ce sont des urines d'affection abdominale de péritonite, plutôt que des urines d'affection rénale. Il n'y a pas de sang, ni de cylindres hyalins.

Les jours suivants, sous l'influence du traitement, la poussée de péritonite s'apaise, et le mieux se prononce ; mais la tumeur persiste aussi volumineuse. Elle est toujours facile à circonscrire à la partie inférieure, mais s'enfonce en haut avec le foie, sans ligne de démarcation bien directe. Les mouvements de la respiration ne la déplacent pas sensiblement. Elle est examinée par plusieurs personnes, qui en font les uns un rein tuméfié, les autres, un foie volumineux. Il n'y a cependant aucun ictère, et pas de troubles digestifs : les seuls symptômes sont des douleurs sourdes dans la région, et la nécessité de marcher en deux.

10 août. — La tumeur a diminué notablement. Elle se présente sous forme d'une vague résistance, sans limites nettes. Le long du colon il y a un peu d'empâtement, sensible à une pression profonde ; Le foie reste encore un peu gros (Peut-être a-t-on eu affaire à une typhlite) (20 grammes d'huile de ricin).

16 août. — Le mieux continua. On sent encore de l'empâtement dans le flanc droit, mais il a beaucoup diminué. Cependant il reste encore une douleur profonde à la percussion (Vésicatoire).

22 août. — On examine de nouveau avec soin l'abdomen, qui est maintenant souple et indolent. On sent bien distinctement la tumeur

qui est diminuée de volume, et qui est maintenant mobile, tandis que les premiers jours elle était immobile. Elle a toujours son grand axe dirigé verticalement et sa forme est celle du rein. Il semble donc presque certain qu'il s'agissait d'un rein flottant déplacé, avec de la congestion ou de l'irritation de voisinage, peut-être un peu de péritonite circonscrite. On conseille à la malade, pour tout traitement, de porter une ceinture de coutil avec une pelote destinée à immobiliser le rein droit.

Exeat le 25 août.

Observation IX

Dr G. Cabannellas. *Bulletin* gal. *de thérapeutique* 1875. Paris, le 19 juin 1875. — Rein flottant.

M. de S.... était en 1840 âgé de 36 ans et bien portant ; il se plaignait d'un point douloureux, à droite, au-dessous du foie ; il était facile de constater dans cette région une tumeur peu volumineuse, arrondie et douloureuse à la pression. Ces symptômes persistant depuis plusieurs années, l'avaient fait exempter du service de la garde nationale.

Rayer, dont je demandai l'avis, n'hésita pas à déclarer que nous avions affaire à une luxation du rein droit sans aucune maladie organique.

Le malade était sujet à une constipation opiniâtre qu'il parvenait à vaincre tous les cinq à six jours avec des efforts qu'il comparait à un accouchement.

Je lui conseillai de prendre l'habitude de n'aller à la selle qu'à la suite d'un grand lavement d'eau tiède gardé pendant une demi-heure.

Depuis cette prescription, à laquelle il a été fidèle, il a vu disparaître peu à peu et complètement la sensibilité et la tumeur, et jouit encore à présent d'une excellente santé.

Observation X

Lancereaux in thèse Pitois. — Résumée.

Mme J. 33 ans, accouchée il y a quatre ans, fut atteinte, à la suite de cet accouchement, d'une pelvi-péritonite et peut-être d'une ovarite. A partir de ce moment, elle commence à souffrir dans le flanc droit. Les douleurs qu'elle éprouve ne l'incommodent que peu ; mais de temps en temps, elle a des crises douloureuses qui la forcent à garder le lit. Le plus souvent ces crises sont suivies de vomissements glaireux sans ictère.

On avait diagnostiqué : coliques hépatiques. M. Lancereaux consulté trouva un rein mobile du côté droit, en même temps que les traces d'une ancienne pelvi-péritonite.

Observation XI

(Grout, Thèse de Paris 1874).
Rein mobile. Ictère

Une femme de 25 ans entre à l'hôpital le 13 juin 1874. Elle éprouve de vives douleurs dans le flanc droit, mais sans nausées ni vomissements. A l'inspection de l'abdomen, on trouve, à droite, une tumeur indépendante du foie, lisse, mobile, rappelant la forme du rein.

Diagnostic. — Rein flottant.

23 juin. — Urine ictérique.

24 juin. — Coloration ictérique des téguments.

Observation XII

(H. Martineau. Thèse de Paris 1868).
Mobilité du rein droit prise pour des coliques néphrétiques.

Madame D..., le 8 août 1864 fut prise de douleurs vives dans le ventre, du côté droit. Elle en ressentit un véritable effroi, car, ces douleurs, elle les connaissait pour en avoir cruellement souffert trois ans auparavant. La douleur fut tellement instantanée qu'elle dut se coucher dans le lit d'un de ses enfants, dans la chambre duquel elle se trouvait. Une émotion vive, le matin, avait suspendu ses régles qui duraient depuis la veille.

La crise dura deux heures, elle fut calmée par le retour des règles..

Soupçonnant le rein congestionné et faisant saillie sous la paroi abdominale, je palpai le ventre, mais il fait retraite : je le trouvai profondément ; il était douloureux et facile à déplacer. Au bout de trois semaines, je ne pus le trouver.

La malade m'apprit que les premières crises douloureuses avaient apparu dans le cours d'une grossesse, et que plusieurs médecins avaient porté le diagnostic : Coliques néphrétiques. Tous les traitements employés avaient échoué, et ce fut à Plombières qu'elle trouva un soulagement à ses souffrances. Elle avait bien senti une tumeur pendant les crises et son mari confirma son dire ; lui croyait que c'était les nerfs qui se nouaient. Nous donnons ces renseignements pour ce qu'ils valent.

Observation XIII (Becquet)

Rein mobile, pris pour une névralgie crurale.

Une dame, âgée de 57 ans, mère d'un de nos confrères, réclama une première fois mes soins au mois de juillet 1863, pour une douleur que je crus être simplement une névralgie crurale.

L'affection semblait des mieux caractérisées, et céda d'ailleurs assez promptement à l'usage de l'essence de térébenthine, elle fut reprise de cette névralgie au mois d'août 1864 ; la douleur, très vive dans la région lombaire droite, s'étendait dans le côté droit du ventre, jusque dans l'aîne et la partie antérieure de la cuisse.

Cette douleur, très pénible, résista aux moyens que j'avais employés une première fois. Une cautérisation ponctuée, avec l'acide nitrique mono-hydraté, pratiquée sur les bombes et sur le trajet de la douleur en avant, procura un peu de soulagement.

M. le docteur C... me dit alors que sa mère avait eu, en 1845, un abcès du ligament large droit qui avait été ouvert par Amusat ; que peut-être elle avait conservé une inflammation chronique de l'ovaire qui ne serait pas étrangère au retour de ces névralgies. Je palpai le bas-ventre avec l'intention de constater l'état de l'ovaire ; mais je sentis tout d'abord distinctement une tumeur allongée placée très superficiellement sous la paroi abdominale, et dont on reconnaissait le bord antérieur, dirigé parallèlement à la ligne médiane, il en était séparé par trois travers de doigt environ. L'extrémité supérieure arrondie était éloignée du rebord des fausses côtes de 5 à 6 centimètres ; le bord inférieur était appréciable dans la fosse iliaque...

... Je reconnus le rein abaissé et projeté en avant, et le fis reconnaître au docteur C...

OBSERVATION XIV (Dr Ritchie).

Rein mobile pris pour un lumbago.

M. J..., âgé de 25 ans, réclame mes soins le 24 juillet 1871. Il m'informe que, depuis une quinzaine environ, avant de me consulter, courant précipitamment dans un escalier, son pied avait glissé sur le bord d'une marche et qu'il était tombé en arrière, toute la violence du choc portant sur la région lombaire droite.

Depuis cet accident, il a souffert constamment, et, sur l'avis d'un homme de l'art, il avait considéré l'affection comme un lumbago ; il avait employé en frictions consciencieuses toutes sortes de liniments dont l'effet fut d'aggraver et non d'alléger sa peine.

Il avait l'apparence d'une santé robuste, à part l'inconvénient pour lequel il me consultait...

En examinant l'abdomen, je trouvai dans l'hypochondre droit une tumeur dure et polie, manifestement mobile et à contours régulièrement arrondis..., qui n'était autre que le rein déplacé. Grâce à l'application d'un bandage de flanelle, la douleur disparut.

Observation XV

Publiée par Iago, *in Méd. Times and Gazette*, tome XVII.
Mobilité du rein droit. Ténesme vésical. Malade traitée pour un néoplasme.

Marianne J..., âgée de 31 ans, mère de quatre enfants dont le plus jeune a 4 ans, bien musclée, habituée à une vie très active, porte une tumeur mobile dans le côté droit de l'abdomen. On refoule facilement cette tumeur sous les côtes : il arrive alors un moment où elle échappe à la main, comme si elle subissait une rétraction subite. On peut également la déplacer de haut en bas ; ce mouvement est assez limité. Il est impossible d'amener la tumeur jusqu'au niveau de la crête iliaque ; on peut lui imprimer des mouvements de latéralité, de manière à la rapprocher de la paroi abdominale ou de la colonne vertébrale. En lui faisant exécuter ce dernier mouvement, on rencontre bientôt une certaine résistance. La tumeur en un mot, se comporte absolument comme si elle était attachée par une large ligament sur le côté droit des vertèbres, au point de jonction des régions dorsale et lombaire.

Cette tumeur a une surface lisse ; elle est aplatie en arrière, arrondie en avant ; elle s'amincit vers son bord extérieur et inférieur qui forme une courbe assez brusque ; son bord interne, plus mousse, est excavé et présente vers son milieu une dépression manifeste.

Lorsque la malade est couchée sur le dos, et que les muscles abdominaux sont relâchés, on peut facilement manier la tumeur, et constater qu'elle a le volume et la forme du rein. La malade se plaint d'une sensation désagréable, indéfinissable, dans la tumeur ou dans son voisinage, lorsqu'on la comprime entre les deux mains. Quand on la pousse vers le pubis, on produit un besoin pressant d'uriner, même lorsque la malade est couchée ; les déplacements dans d'autres directions ne sont pas suivis de cette sensation.

La malade avait reconnu l'existence de cette tumeur six ans auparavant ; bientôt après elle s'aperçut d'une petite tumeur, qu'elle portait dans l'aisselle droite. A peu près à la même époque, elle éprouva des symptômes d'irritation de la vessie, qui la tourmentaient surtout quand elle se livrait à un exercice actif, elle était souvent agitée la nuit.

Elle consulta un grand nombre de médecins : très inquiétée par sa tumeur, qu'elle croyait être de mauvaise nature, elle fit un grand nombre de traitements généraux, et employa divers moyens locaux pour calmer l'irritation de la vessie. Finalement, on avait pratiqué dans la vessie des injections qui l'avaient irritée davantage, et à la suite desquelles la malade dit avoir rendu du pus et du sang avec les urines.

A l'époque où M. Iago eut à traiter cette malade à l'infirmerie royale de Cornval, elle se croyait atteinte de la pierre vésicale. On s'assura bien positivement que la vessie ne contenait aucune pierre ; à part un ténesme vésical continuel, cette femme n'éprouvait d'ailleurs aucun symptôme de maladie.

On constata, par l'examen au spéculum, que la muqueuse du vagin et du col de l'utérus était vivement injectée ; le museau de tanche était le siège de quelques érosions.

Sous l'influence du repos, d'injections émollientes dans le vagin, de petites doses de perchlorure de fer à l'intérieur, le ténesme vésical diminua beaucoup. La malade, qui était d'autant plus convaincue d'être atteinte d'une tumeur cancéreuse de l'abdomen que la tumeur de l'aisselle lui semblait de même nature, quitta l'infirmerie assez rassurée, et convaincue de ne porter qu'un rein flottant dans l'abdomen.

Observation XVI (résumée) (Lancereaux).

Rein mobile diagnostiqué hystérie.

Une jeune repasseuse, âgée de 20 ans, entre à l'Hôtel-Dieu en juin 1873. Depuis 1871, elle ressent une ou deux fois par mois dans l'abdomen des douleurs vagues qui cessent au bout de vingt-quatre heures. Dans l'hiver 1872-73, ces douleurs, à la suite de fatigues professionnelles, s'accentuent davantage. Enfin, le 13 juin 1873, elle fut prise tout à coup, pendant son époque menstruelle d'une forte douleur dans le flanc droit et dans la région correspondante de l'ovaire. Cette douleur qui survint sans cause appréciable, fut bientôt accompagnée de vomissements bilieux qui se répétèrent jusqu'à sept ou huit fois par jour. Composés de matières jaunâtres, abondantes (environ 1 litre), ces vomissements se produisaient toujours en dehors des repas et au moment des accès douloureux ; ils cessèrent au bout de quatre jours seulement après que la malade fut entrée dans nos salles, sans doute par l'effet du repos au lit. Les urines ne présentèrent aucun phénomène anormal ; elles étaient simplement plus fréquentes.

Lorsqu'elle vint nous demander son admission, cette jeune malade, quoique très forte, nous frappa par l'altération de ses traits, qui était telle qu'elle nous fit soupçonner une péritonite. Le lendemain, ce fut pour nous une surprise que de lui trouver une physionnomie naturelle et l'apparence de la plus belle santé. Aussi, après avoir palpé l'abdomen, reconnu l'existence d'un point extrêmement douloureux à la pression de l'ovaire droit, quelques autres sur le trajet de la cinquième paire dorsale, je croyais avoir affaire à un simple cas d'hystérie, d'autant plus que la malade se plaignait d'éprouver parfois une sensation d'étouffement et comme une boule qui montait de l'épigastre vers le cou, et qu'elle accusait une céphalée frontale et sus-orbitaire assez habituelle...

Le 1er juillet, c'est-à-dire après douze jours de séjour à l'hôpital, la malade se plaignant de nouveau d'une vive douleur à droite au niveau du rebord costal, je sentis en palpant le flanc droit, qu'il existait dans cette région une tumeur lisse, allongée, mobile, réniforme, douloureuse à la pression... Cette tumeur était parfois difficile à trouver, et changeait de place selon le côté sur lequel se couchait la malade. Extrêmement douloureuse au moment de règles, elle donnait quelquefois lieu à de véritables crises... J'ordonnai une ceinture dans le but de maintenir le rein mobile, mais la malade ne parut pas en obtenir un bien grand effet.

OBSERVATION XVII

Bulletin de la Société anatomique.

Tuberculisation du rein droit. — Pyélite. — Hypertrophie du rein gauche avec déplacement de l'organe pris pour une tumeur de l'ovaire. — Par M. Perret, interne des hôpitaux.

Le 15 mars 1854, est entrée à l'hôpital Lariboisière, la nommée Vlerockers Constance, âgée de 40 ans, service de M. Becquerel, salle Sainte-Matihlde, n° 10. Cette femme, alitée depuis deux mois, souffre depuis six mois environ de douleurs vives et lancinantes dans la région lombaire, s'iradiant dans les aines et les cuisses ; elle accuse en même temps une douleur sourde et profonde au niveau du pubis ; sans toutefois que la pression exagère la douleur. Le ventre est un peu déformé et plus saillant dans la région iliaque gauche que du côté droit.

En palpant l'abdomen, on trouve à gauche de la ligne médiane, une tumeur dure, d'un volume considérable, remontant presque au niveau des fausses côtes.

Cette tumeur, insensible à la pression, présente quelques mouvements obscurs. La malade a une leucorrhée, blanc-grisâtre, et depuis un an, la menstruation est très irrégulière. Le toucher montre que l'utérus est un peu abaissé ; le col et le corps paraissent sains ; l'organe est peu mobile, et en le repoussant, on imprime à la tumeur quelques mouvements très limités.

En portant le doigt à gauche du col, on sent la base de la tumeur, qui paraît faire corps avec l'ovaire.

La malade est dans un état de marasme très avancé ; plus d'appétit ; le teint présente la couleur jaune-paille très prononcée. Rien du côté des poumons.

L'ovaire n'a pas été examiné.

Diagnostic. — Tumeur ovarique du côté gauche, probablement de nature cancéreuse.

On prescrit, chaque jour, extrait thébaïque 0,05 centigr. ; cataplasmes laudanisés. La malade empire de jour en jour.

Le 23. — Fièvre extrême, des sueurs abondantes se déclarent ; le marasme est de plus en plus complet.

Décès 2 avril dans la soirée.

Autopsie le 4 avril 1854.

Nous étions tellement convaincu que nous avions affaire à une tumeur de l'ovaire, que nous avons de suite porté le scalpel sous le cul-de-sac utéro-vésical, et divisé une portion de la vessie qui est restée adhérente aux parois vaginales. L'état de la muqueuse vésicale nous a donné aussitôt l'éveil, et nous avons vu en effet, que notre tumeur était le rein déplacé et hypertrophié, reposant sur le fond de l'utérus et sur le ligament large du côté gauche.

Le rein gauche est situé dans la région iliaque, et légèrement oblique de haut en bas et de dehors en dedans; son extrémité inférieure touche le fond de l'utérus et le ligament large. Il est hypertrophié, son volume est normal. Sa longueur est de 0,19 cent., sa largeur 0,07 centimètres ; il est décoloré et lobulé à l'extérieur; il a perdu sa consistance, il est mou ; et on sent manifestement de la fluctuation au niveau du hile, ou plutôt tout le long de son bord interne.

En pratiquant une coupe du bord convexe au bord concave de l'organe, on tombe dans des cavités spacieuses communiquant entre elles, qui ne sont autre chose que les calices et le bassinet dilatés. Ces dilatations renferment un liquide trouble et séreux, sans dépôt de gravelle ni de calculs. La muqueuse qui tapisse les canaux excréteurs est très épaissie et tapissée, dans son entier jusqu'à la vessie, de fausses membranes qui lui donnent un aspect chagriné, analogue à ce que l'on voit sur la face dorsale de la langue du veau. On peut aussi s'en faire une juste idée en comparant cet aspect à celui que présente le péricarde à la suite d'une péricardite ancienne. Ces fausses membranes présentent une coloration brunâtre, très prononcée dans les trois quarts inférieurs ; elles sont blanchâtres dans le quart supérieur et d'une adhérence assez intime sur toute la surface des canaux dilatés.

L'uretère est hypertrophié ; le calibre est uniforme et perméable dans toute sa longueur, excepté au niveau du hile où il est oblitéré par de fausses membranes.

La substance du rein a subi de nombreuses modifications ; la substance corticale est lardacée, d'un blanc grisâtre et uniforme.

Les pyramides de Malpighi ne sont distinctes qu'à la partie supérieure et moyenne du rein; on les reconnaît à leur forme triangulaire et à leur coloration rose pâle, qui tranche légèrement sur la substance corticale anémiée ; cependant, on remarque encore çà et là quelques stries à leur sommet. Elle sont parsemées de granules blancs, jaunâtres, assez consistants, que nous croyons être les produits plastiques de l'inflammation.

Le rein droit est dans sa position habituelle; il est légèrement atrophié et considérablement déformé.

OBSERVATION XVIII (personnelle).

Rein flottant droit. Chute dans un escalier.

Arnault, Marie-Caroline, âgée de 56 ans, profession dévideuse, d'un tempérament nerveux, d'une constitution moyenne, est entrée le 2 juillet 1883, salle Rayer, lit 21, service de M. le Dr Rendu, à l'hôpital Tenon. Elle fut réglée à seize ans régulièrement et avec douleurs. Son père est mort à quatre-vingt-quatre ans ; sa mère à soixante-dix-huit ans, rhumatisante. La malade n'eut jamais d'attaques de nerfs, mais elle est très nerveuse. Trois grossesses qui se sont bien termimées ; la dernière date d'une trentaine d'années. Jamais d'ictère. Accidents strumeux dans le jeune âge. Péritonite à l'âge de vingt ans, avant le mariage. Un an après environ, fluxion de poitrine. Douze mois plus tard, première atteinte de rhumatisme articulaire.

Il y a une vingtaine d'années, à la suite d'une chute dans un escalier, la malade éprouva quelques douleurs vagues dans le ventre, sans vomissements, ni nausées ; cet état persista pendant deux mois environ.

Il y a dix-neuf ans, la malade fit un séjour de trois mois à l'hôpital Necker, dans le service de M. le Dr Lasègue, pour des douleurs vives dans l'hypocondre droit, avec sensation de grosseur dans ce côté, s'irradiant vers l'utérus et ses annexes. Ces douleurs ont débuté presque subitement sans cause aucune. M. le Dr Lasègue prescrivit le repos absolu, des cataplasmes sur le ventre, et des bains tout les deux jours. Au dire de la malade, il fut parlé de ceinture abdominale ce à moment. Pas de douleurs lombaires ; les règles furent supprimées pendant ces trois mois ; pas de vomissements ; perte de l'appétit. Après ce séjour à l'hôpital, les règles reparurent naturellement sans de fortes douleurs dans les lombes.

La malade dit n'avoir jamais remarqué que les douleurs fussent plus intenses au moment des époques.

Depuis 1870, la malade éprouve des accès qu'elle baptise de gastralgie, et qui se traduisent par des douleurs abdominales et lombaires, des nausées fréquentes, quelques vomissements après les repas. Pas de vomissements de bile. Jamais d'ictère. Cet état durait chaque fois une journée environ et se renouvelait assez souvent.

Les règles sont complètement arrêtées depuis 1870.

Depuis quinze jours au moins, les douleurs abdominales et lombaires sont plus intenses. La grosseur dans l'hypocondre droit est plus apparente.

A chaque accès, la malade est constipée, et les douleurs plus vives.

Depuis l'entrée à l'hôpital, les douleurs sont peu diminuées ; durant la nuit elles sont un peu plus fortes. Dans ces crises, la malade dit ressentir des douleurs s'irradiant vers la cuisse droite. En toussant ou en faisant un mouvement, les douleurs lombaires et abdominales sont toujours augmentées.

État actuel. — Le facies est légèrement pâle, pas d'anémie marquée.

A l'inspection du ventre, rien ; il est un peu volumineux, ballonné. La palpation est douloureuse dans tout l'hypocondre droit et surtout quand on appuie avec les deux mains placées l'une en avant, et l'autre en arrière ; en déprimant la paroi abdominale, on sent une tumeur profondément située sur une ligne partant horizontalement de l'ombilic, mais cependant très sensible à la palpation, tandis que la main portée sur la région postérieure sent un manque de résistance. Si l'on promène la main doucement sur l'hypocondre, on sent la tumeur lisse, glissant sous les doigts et se déplaçant de droite à gauche sur un espace de quelques centimètres. Le rein est surtout sensible quand se servant d'une seule main, on comprime entre tous les doigts tout l'hypocondre droit.

A la percussion, sonorité considérable dans toute la région, mais sauf à l'endroit où l'on sent la tumeur.

Toutes les manœuvres de palpation et de percussion sont excessivement douloureuses, et la douleur s'irradie quelquefois dans le creux épigastrique.

Les douleurs spontanées apparaissent d'une façon irrégulière presque tous les jours surtout après les repas. A ce moment, ballonnement du ventre et douleur se localisant de préférence dans l'hypocondre droit. Pendant toute la journée, la malade éprouve un sentiment de pesanteur dans l'hypogastre, et la sensation d'un poids descendant de l'hypocondre droit. Le soir, les douleurs sont plus intenses, et quand la malade se couche, elles correspondent dans la région rénale. La malade a la sensation de *quelque chose qui roule.* Elle s'est figurée avoir *un déplacement de matrice.* La douleur est exaspérée par les mouvements respiratoires.

De temps en temps (tous les quinze jours environ), la malade éprouve des coliques sèches, dont le point de départ est dans l'hypocondre droit.

Les viscères voisins sont normalement placés, et ne paraissent pas être atteints de troubles fonctionnels. Le foie ne dépasse pas les fausses côtes, et son bord inférieur est séparé de la tumeur par une zône de sonorité. Donc, pas de cholécystite probable, d'autant plus que la malade n'a jamais manifesté de troubles du côté du foie. Du côté de la fosse iliaque, il y a bien une douleur siègeant à la partie inférieure, mais beaucoup plus profonde que si elle affectait le cœcum.

Les urines n'ont jamais rien présenté de particulier ; la malade fait cependant remarquer que venant d'uriner, elle sentait un poids plus lourd.

Du côté de l'intestin, pas de troubles à part ces accès d'entéralgie. Les digestions sont bonnes.

Observation

De l'extirpation du rein flottant, suivi de guérison, par le Dr Gilmore (de l'Alabama). (*Progrès médical* 1873).

Le Dr Gilmore rapporte un cas d'extirpation du rein couronné de succès, (*in the transactions of the médical association of the state of Alabama*). En décembre 1871, une femme, âgée de 33 ans, vint réclamer ses soins. Après sa première couche, il y a quatre ans environ, une tumeur mal limitée était apparue à la partie inférieure de la région lombaire gauche. Cette tumeur était le siège d'une douleur continuelle, devenue très forte surtout depuis quatre ou cinq mois.

Décidée à l'opération, le Dr Gilmore la pratiqua de la façon suivante :

Il fit une incision suivant le bord du muscle sacro-lombaire ; il tomba sur la tumeur contenue dans une sorte de sac herniaire formé par le muscle carré des lombes repoussé en dehors : elle reposait sur la face antérieure des apophyses transverses des deux premières vertèbres lombaires et son extrémité supérieure était comprimée par la face externe de la dernière côte. Le Dr Gilmore pensa que cette tumeur était un rein flottant, qui, au moment de la grossesse, avait été repoussé dans cette position par l'utérus gravide. Le rein comprimé constamment par le carré des lombes et le sacro-lombaire, s'était atrophié, avait perdu tout aspect glandulaire, et présentait l'apparence d'une masse fibreuse ; des vaisseaux peu volumineux le nourrissaient. On les lia au moment de l'ablation.

La malade était une négresse chétive, enceinte de cinq mois, au moment de l'opération. Elle guérit cependant sans avortement.

Observation (personnelle).

Congestion rénale et ectopie rénale droites. Rein mobile produit
par un coupde poing.

La nommée Puyo, Amélie, âgée de 33 ans, couturière, d'un tempérament nerveux, d'une constitution moyenne, est entrée le 16 juillet 1883, salle Rayer, lit n° 4, service de M. le Dr Rendu, à l'hôpital Tenon. Son père et sa mère sont morts tuberculeux.

Réglée à 13 ans ; règles régulières mais toujours abondantes pendant cinq à six jours.

Elle eut sept grossesses, dont deux fausses-couches ; pas d'accidents à la suite de sa dernière fausse-couche au mois de septembre dernier, couche suivie d'une perte sanguine qui a duré deux mois.

Il y a trois mois, deux jours après ses règles, la malade fut prise, à la suite d'un coup de poing sur le rebord des fausses-côtes du côté droit, de douleurs qui ont débuté subitement dans le flanc droit. De là, ces douleurs se propageaient dans l'hypocondre du même côté ; les douleurs, non accompagnées de vomissements, ni d'ictère, ont persisté jusqu'aux trois ou quatre jours précédant les règles du mois suivant. Un médecin consulté crut à une péritonite par traumatisme.

A aucun moment, il n'y a eu de vomissements. Ces douleurs son très intenses, revenant par accès qui paraissent toutes les deux ou trois heures débutant et se terminant insensiblement.

Il y a huit jours, également deux jours après la fin des règles, sont reparues des douleurs affectant les mêmes caractères qu'à la première atteinte. Fièvre intense et céphalée précédant de trois jours la douleur abdominale. Les douleurs ont occupé tout d'abord la région lombaire droite et le flanc droit et ne se sont localisées qu'au bout de deux ou trois jours dans l'hypocondre.

La malade est un peu nerveuse de caractère, quoiqu'elle n'ait jamais eu d'attaques de nerfs et qu'elle n'ait pas d'hémianesthésie.

Etat actuel. — Pulsations. 96. Langue un peu blanche.

La malade éprouve toujours des douleurs occupant l'hypocondre droit. On sent dans cette région une tuméfaction dure occupant la partie interne de l'hypocondre, semblant avoir le volume d'une orange. Elle est douloureuse à la pression et paraît immobile, est située à la partie interne de l'hypocondre. Elle est immobile, ne se déplace pas par les mouvements alternatifs, d'avant en arrière et d'arrière en avant imprimées à l'hypocondre. En percutant la région hépatique, on trouve une matité qui commence en haut un peu au-dessous du mamelon et se continue sans interruption dans l'hypocondre droit.

La matité mesure 18 centimètres sur la ligne mamelonnaire, 18 centimètres sur la ligne médio-sternale. En délimitant son bord inférieur, on constate que ce bord est irrégulier, il semble qu'une zone mate un peu allongée transversalement soit surajoutée à la matité hépatique.

Pas d'albumine. Pas de traces d'ictère.

Rien au cœur, ni aux poumons.

Diagnostic. — Congestion rénale. Congestion hépatique.

17 juillet. — Six ventouses scarifiées sur la région douloureuse.

18. — Un peu moins de douleur. Le volume du foie a un peu diminué. La tuméfaction est moins appréciable.

19-20. — La matité hépatique a sensiblement diminué ; elle ne mesure plus que 10 centimètres sur la ligne médiane. On ne sent plus au-dessous du foie la tuméfaction signalée les jours précédents ; mais dans l'hypocondre droit, au dessous du foie, plus en dehors que lors de l'entrée et plus en arrière, une masse dure, allongée verticalement, à laquelle il est facile d'imprimer quelques mouvements d'avant en arrière, et surtout de dehors en dedans, dans l'étendue de 3 à 4 centimètres. Cette masse n'est autre chose que le rein qui commence à reprendre sa place normale, tout en conservant un certain degré de mobilité, mais qui, les jours précédents était situé au-dessous du foie et sans doute congestionné.

OBSERVATION

Communiquée par M. Thibierge, interne du service
de M. le docteur Rendu.
Rein mobile.

Louber, Marie, âgée de 68 ans, couturière, entrée le 8 janvier 1883, salle Royer, lit n° 7, à l'hôpital Tenon, sortie le 30 janvier. Père et mère morts de maladies inconnues. Une sœur morte subitement à trente-trois ans.

La malade a eu trois enfants, tous les trois vivants et bien portants. Elle est née à Alicante, où elle est restée jusqu'à l'âge de dix-huit ans pour aller habiter Alger. Enfin elle habite Paris depuis 1866.

Jamais de fièvres intermittentes. Pas de rhumatismes.

Il y a une trentaine d'années, à la suite d'une suppression des règles produite par le séjour des jambes dans l'eau froide pendant la période menstruelle, la malade a eu des accidents de pelvi-péritonite qui ont duré trois mois. Depuis lors, les règles ont toujours été précédées par des douleurs intenses dans la région hypogastrique.

Elle a été très sujette aux migraines ; mais elle ne paraît pas avoir été sujette aux phénomènes dyspeptiques et gastralgiques, pendant son jeune âge.

La malade avait conservé une bonne santé jusqu'il y a trois mois, sauf quelques fatigues passagères. Mais depuis trois mois, elle est sujette à des douleurs dans la région lombaire et elle éprouve dans l'abdomen des sensations qu'elle compare à celles que produisent la morsure d'un animal. Ces sensations occupent la partie gauche de l'abdomen, dans presque toute son étendue.

Depuis la même époque, elle se sent faible ; elle a des étourdissements lorsqu'elle est debout et elle a eu, dit-elle, trois syncopes au début de ces accidents. Elle raconte qu'au début des accidents, elle eut quelques douleurs dans la région lombaire et que le jour même où elle les éprouvait pour la première fois, elle eut une syncope. Ces phénomènes restèrent persistants depuis lors.

De plus, au début, il y a trois mois la malade a eu de l'œdème des pieds et des jambes pendant trois semaines.

Depuis le début des accidents, la malade n'a pas eu de nausées, ni vomi une seule fois. Elle est ordinairement constipée, reste trois ou quatre jours sans avoir de garde-robes, puis, au moment de la débâcle, a quelques selles diarrhéïques ; mais elle n'a pas remarqué la présence du sang dans les garde-robes.

La malade dit avoir conservé un appétit peu modifié ; elle ne mange pas d'aliments vinaigrés, parce qu'ils provoquent des douleurs au creux épigastrique ; quant aux aliments azotés et spécialement à la viande, la malade en a toujours mangé peu, mais elle continue à en manger environ la même quantité et n'éprouve pas de répulsion pour eux.

La digestion est absolument sans influence sur les douleurs abdominales. Celles-ci sont, au contraire, augmentées par la marche, les mouvements, les déplacements. Elles occupent toujours le côté gauche de l'abdomen.

Il y a trois mois, au début des accidents actuels, la malade a consulté un médecin qui lui a fait remarquer l'existence d'une tumeur dans l'hypocondre droit ; elle croit avoir observé que, depuis lors, cette tumeur a augmenté de volume, mais d'une manière lente et peu considérable.

Jamais d'hématurie.

Etat actuel. — Embonpoint modérément diminué ; facies pâle, légèrement jaunâtre, peau légèrement ridée ; mais en réalité les modifications du visage ne sont pas très considérables.

Pas d'œdème des membres inférieurs.

La langue est normale.

Appétit comme ci-dessus.

La malade continue à éprouver des douleurs sous forme de morsure dans le côté gauche de l'abdomen, à l'exclusion complète du côté droit. Elle dit cependant, lorsqu'on la presse à ce sujet, qu'elle ressent dans le côté droit des sensations de battement.

L'abdomen ne présente aucune tuméfaction apparente à la vue.

A la palpation, il est sensible et un peu résistant du côté gauche, mais on ne constate aucune tuméfaction de ce côté, non plus qu'au niveau de l'épigastre qui est cependant difficilement dépressible. Dans le côté droit, un peu au-dessous du rebord des fausses côtes, on aperçoit une tuméfaction arrondie, régulière, du volume d'une tête de fœtus à terme au moins. Cette tuméfaction est ferme. Elle est sensiblement mobile, dans tous les sens, dans des limites peu étendues.

En saisissant cette tuméfaction avec les deux mains par les deux extrémités d'un même diamètre, on perçoit des battements nets quoique faibles et qui semblent ne pas être une propagation des battements de l'aorte par soulèvement de la tumeur. Cette tumeur est absolument isolée du foie dont elle est séparée par une dépression de deux travers de doigt de large. Pas de matité au niveau de la tumeur. La région lombaire droite est moins pleine que la région lombaire gauche. Pas d'albumine.

11 janvier. — Pouls 116. Peau chaude. Ce matin la malade s'est trouvée mal en allant à la garde-robe (Cataplasme laudanisé).

13 janvier. — Encore un peu de fièvre le soir et de malaise général.

18 janvier. — La malade se plaint toujours de douleurs occupant les mêmes régions que précédemment ; mais il est manifeste que la tuméfaction constatée dans l'abdomen a légèrement diminué, en même temps que sa forme s'est un peu modifiée : au lieu d'une tuméfaction régulièrement arrondie et sphérique, elle est devenue très légèrement aplatie transversalement. Les battements constatés dans la tuméfaction, battements qui paraissent propres à cette tuméfaction et ne sem-

blent pas leur être simplement communiqués par l'aorte abdominale, persistent toujours avec les mêmes caractères.

30 janvier. — Sortie. Même état.

La malade rentre à l'hôpital le 12 février. Depuis sa sortie, elle ressent des douleurs occupant la partie gauche de l'abdomen, la fesse gauche et irradiant vers la partie postérieure de la cuisse du même côté.

CONCLUSIONS

1° L'ectopie rénale est une affection relativement fréquente.

2° Les idées pathogéniques qui expliquent le mieux sa formation, sont : le traumatisme lent ou soudain, la multiparité en un temps restreint ; et les congestions périodiques du rein qu'elles soient ou non en rapport avec la menstruation, quant à l'énucléation du rein dans le cas de néphrite calculeuse, nous ne pensons pas qu'on puisse l'admettre. Nous faisons la même réserve pour l'amaigrissement de l'atmosphère du rein, pour la chloro-anémie.

3° A l'autopsie, outre la diminution de l'atmosphère graisseuse, on ne trouve rien autre que de l'hyperémie dans l'ectopie rénale vraie.

4° Le seul signe certain est la constatation de la tumeur par la palpation. Mais l'ensemble de symptômes présentés par le système nerveux, par les troubles dyspeptiques et chloro-anémiques, doivent mettre sur la voie du diagnostic.

5° Le pronostic, d'une façon générale, n'est pas grave.

6° Le traitement rationnel est purement palliatif. *Primo non nocere* ; pas d'opération, puis repos, moyens contentifs variés, surtout ceinture de flanelle avec pelote élastique convenablement disposée.

Imprimerie A. DERENNE, Mayenne. — Paris, boulevard Saint-Michel, 52.

www.ingramcontent.com/pod-product-compliance
Lightning Source LLC
Chambersburg PA
CBHW071224130726
47998CB00002B/827